是故聖人不治已病治
未病不治已亂治未亂
此之謂也夫病已成而後
藥之亂已成而後治之譬
猶渴而穿井鬭而鑄錐不
亦晚乎

己亥夏李振鐸

鏤竹齋齋主　李振鐸先生題字

序：醫學常識重要一課

崔紹漢是浸會大學中醫學院博士，而本人亦是獅子會與香港浸會大學中醫藥慈善基金三屆主席，故對崔博士的大名多有所聞，更且崔博士在萬邦行執業，因醫術高明，口碑不已，本人心慕結交已久，惜緣慳一面，直至我倆參加中環馬車會之國畫班，才能互相認識，雀躍之情可想而知。博士初學國畫，能短短數月，專注畫竹，竟然栩栩如生，參加畫展，實難置信，可想此人之聰穎及努力，難怪在中醫方面有此成就，實有其道理。

細讀此書，猶如上了醫學常識的一課，此書重點，使人認識癌症，並非是絕症，如有中醫藥的介入與配合，可減輕或緩解手術後痛苦，化療和電療的不良反應，提升臟腑功能，就算晚期，可以用中醫藥的調理，正如崔博士說「與狼共舞，帶瘤生存」的積極性生活，這種訊息，帶來有癌症患者曙光重現，無限鼓勵與盼望！

這書亦有豐富治癌防癌的飲食材料，介紹各食療或湯水的品種，甚至各類水果潤腸通便對防癌有好處的亦一一詳盡解釋，而其中「便秘」的一篇，更要細讀，因現今的社會繁忙緊張的生活，這篇猶如沙漠中綠洲。此書亦有介紹按摩各穴道，圖文並茂，持之有恆，對身體一定有好處。

崔博士文筆精簡，用字清晰，雖然意題深奧，但易於吸收，更加上有趣故事，名人事蹟例證，生動有趣，例如毛澤東主席之黑豆、乾隆皇帝之紅薯，看得忍俊不禁。總結之，此書值得一看及收藏！

林海涵太平紳士

【自序：治未病乃養生原則】

近年癌症對人類健康的威脅越來越大，大部份癌症的發病率、死亡率不斷提升，而發病的年齡卻逐漸下降。要扭轉這種趨勢，大家都必須提高防病防癌的意識。正如《黃帝內經》提出的原則：「不治已病治未病。」要治未病就要採取必要的預防措施。

筆者從早年開始投身醫療化驗專業，了解到現代醫學對大部份疾病（包括癌症）有較客觀的診斷方法，如X光、超聲波、電腦掃描、核磁共振、正電子掃描等影像檢查，及病理組織和化驗室檢查，結合臨床表現，會提高癌症的早期診斷及治療水平。但從另一角度來看，上述手段及方法只能符合「既病防變」的原則，還算不上是「治未病」。

筆者從事中醫專業超過二十年，十分認同中醫「治未病」的概念和具體措施。在疾病症狀未出現前，中醫通過不同的方法，對身體進行調理，盡量令身體達至陰陽平衡，從而防止疾病的發生。在眾多方法中，食療是日常生活最重要的一部份，唐代大醫家孫思邈云：「安身之本，必資於食……不知食宜者，不足以存生。」早前，筆者獲香港電台《清晨爽利》節目的嘉賓主持葉鈞耀先生介紹，並向他借閱名為《Heinerman's Encyclopedia of Fruits, Vegetables and Herbs》的書閱讀，發現書中有不少具抗癌功效的蔬果，於是分析相關資料，再結合中醫的理論，逐一介紹這方面的知識，並通過香港電台《清晨爽利》中的「健健康康在清晨」環節，與大家分享。上述資料經過整理後，輯錄成書以供參考。

如通過化驗檢查尚未發現問題（尤其是癌症）的病者，並非一定完全健康，因為其他的相關高危因素，如遺傳、吸煙、嗜酒、不良的飲食和生活習慣等，亦會提高癌症的發生率。筆者亦冀望本書所提供的食療資訊，有助身體清除致癌物質或減輕其對身體的影響，並改善體質，提升抗病和防癌能力，達到「治未病」的效果。

本書得以面世，有賴下列人士提供的專業協助：黃宜厚教授的臨床及學術指導；周鳳珍醫師的食療／湯水意見，及協助校對；楊芬芳醫師協助校對；李潔芳小姐處理文書工作。此外，筆者更感謝林海涵先生為本書寫序和筆者的繪畫老師李振鏵先生題字。

本書雖經多翻修改及校對，但相信仍有不少粗疏錯漏之處，盼讀者多加指正。

崔紹漢

【出版說明】

本書所介紹的保健食療方只可作為調理身體及防病之用。如患病，必須先求診（不論中醫或西醫），務求查明病因，對症下藥。斷不可妄自猜測，胡亂生搬硬套以食療方自行處理，以免延誤病情。

書中建議的食療方，所有用量均以克計算。讀者如欲轉換為両錢分單位，可參考下列資料：

國內	香港
1 両 ≈ 30 克	37 克
1 錢 ≈ 3 克	3.7 克
1 分 ≈ 0.3 克	0.37 克

（此乃參照國家規定中醫業界重量的標準換算方法，國內使用市斤計算，一斤即五百克；而香港則採用司馬斤，一斤相等於六百克）

服用含補益藥材（例如杞子、人參、麥冬等）湯水前，應該確定身體無外感（傷風或感冒），以免進補後出現「閉門留寇」的情況，反令外感難以解除。

此外，湯水所建議的藥材或食材的份量，均可因應個人體質及喜好增減，不必拘泥。

編輯部

目錄

第一章

甚麼是「癌」？

癌非絕症慢性病，勿聞「癌」字即心驚

一直以來，人人都聞癌色變，因為大多數人認為癌症是絕症，一旦不幸患上，除了要經歷痛苦而漫長的治療過程外，最終還是九死一生。雖然，癌症仍是人類的頭號殺手之一，不過，患上癌症，並不一定是死路一條，尤其是早期發現，及早治療，很多癌症是有希望治癒的。就算是末期癌症，如果能夠找出合適的治療方案，特別是中西配合／結合的治療，可減少或減輕治療的副作用；另一方面亦可改善病人的生活質素，延長患者的生存期，過着接近正常的生活。世界衛生組織也曾指出，三分一的癌症可以預防，三分一的癌症可以治癒，三分一的癌症可以提高生存質量，延長壽命，即所謂「與狼共舞，帶瘤生存」。

【中醫角度談「癌」字的起源】

早前有讀者的查詢，問及一個與癌有關的有趣問題，就是「癌」字的起源，故此筆者翻查中、西資料，嘗試從中、西醫學角度理解「癌」和「cancer」這兩個字的來源。本章不再是討論癌症的醫學內容，而是聚焦於「癌」字的起源，先從中醫角度說起。

早在三千五百多年前的殷周時代，殷墟甲骨文上已出現有「瘤」的病名，「瘤」即留聚不去的東西。約在三千二百多年前的《周禮》一書中已有相關記載：「瘍醫下士八人，掌腫瘍、潰瘍、金瘍、折瘍之祝藥，刮殺之齊（指具能去腐肉生新肌的藥劑）；凡療瘍，以五毒攻之，以五氣養之，以五藥療之，以五味節之。」後世醫家也把「腫瘍」註解為聚而不散的病理變化，而瘍醫則相當於外科醫生。兩千多年前的《黃帝內經》奠定了中醫腫瘤學形成與發展的基礎，《靈樞・百病始生篇》云：「虛邪之中也，……留而不去，則傳舍於絡脈……。」留者，瘤也，日久則傳舍或留着於各處，此為中醫對轉移腫瘤疾病的最早記載。《黃帝內經》所記載的腸覃（卵巢、盆腔、胃腸道的惡性腫瘤）、伏梁（胰腺癌或橫結腸癌）、石瘕（子宮肉瘤及盆腔良、惡性腫瘤）、癥瘕／積聚（腹腔惡性腫瘤，部位包括肝、脾、子宮、卵巢、胰腺及腎臟等）、噎嗝（食管癌或賁門癌）、昔瘤（消化道腫瘤）等病證與現代某些腫瘤的臨床表現極為類似。例如：《素問・邪氣臟腑病形》云：「胃病者腹（月真）脹，……膈咽不通，食飲不下」類似現代醫學中的食道、賁門腫瘤所造成的梗阻症狀；「石瘕生於胞中，……狀如懷子，月事不以時下，皆生於女子。」這石瘕的症狀與子宮內的腫瘤相類似；「腸覃者……如杯子之狀……按之則堅。」這描述與腹腔內的某些腫瘤相似；「三陽結謂之膈。膈塞閉絕，上下不通。」與食道、賁門的腫瘤造成的梗阻相一致；「飲食不下，膈塞不通，邪在胃脘。朝食暮吐，暮食朝吐，宿穀不化……其病難治。」與胃癌相一致等。

古代「癌」字與「岩」字相通，意義相同。岩泛指發生於體表的惡性腫瘤，其質實堅硬，表面凹凸不平，形如岩石，推之不移，故而得名。此類疾病病情凶險，腫塊潰後翻花惡臭，疼痛難當，預後不良，因而被認為是絕症。其實相關的疾病，在隋唐以前的文獻已有記述，如《肘後備急方》云：「若發腫至堅而有根者名曰石癰。」《小品方》也有類似記載：「癰結腫，堅如石，或如大核，色不變，或作石癰。」只是並未使用「癌」字命名。

我國古代最早使用「癌」的病名，出自宋代的《衛濟寶書》（約公元十二世紀初），書中論述了幾種外科疾病的不同治法，把「癰疽」分為「五發」：「一曰癌，二曰瘭，三曰疽，四曰痼，五曰癰。」不過，這裏所用的「癌」字並非是惡性腫瘤或癌症，而是指「無頭疽」，一種屬於深部膿腫之癰疽。至於以岩（癌）作為癌症的病名，也始見於宋代醫家，楊士瀛著的《仁齋直指附遺方論》（公元一二六四年）中有關的論述：「癌或上高下深，岩穴之狀，顆顆累贅，……毒根深藏，穿孔透裏，男則多發於腹，女則多發於乳，或項或肩或臂，外症令人昏迷。」往後的古籍中，亦有不少醫書以「岩」或「癌」之名，如宋代陳自明在其《婦人大全良方》首先明確提到「乳岩」；元代的朱丹溪在其《丹溪心法》中也論述乳癌；明代的陳實功在其《外科正宗》中詳細論述乳癌。總之，宋元以來，醫家對癌症有直稱為「癌」者，亦有以「岩」立名，如「乳岩」、「腎岩」、「舌岩」等，亦有不用「癌」，或「岩」命名者，如「失榮」（發生於頸部，耳後的癌腫，包括惡性淋巴瘤或頸部的轉移癌）、「繭唇」（唇癌）、「舌菌」（舌癌）、「五色帶下」（子宮頸癌、陰道癌、子宮內膜癌）等。

筆者最近看了一本由上海中醫藥大學的中醫腫瘤專家何裕民教授編著，名為《生了癌，怎麼辦》的書。何教授在書中的前言指出，在他多年的臨床中，看到很多患者在發現生了癌之後，不知道該怎麼辦，與家人們在焦慮無助下偏聽偏信，盲目求醫，走入誤區，最終以悲劇收場。何教授在書中提供不少真實的臨床病案，很多都是被診斷為晚期的癌症的人，由於患者及其家屬在治癌過程中，面臨「要怎樣做」和「應該怎麼做」的幾次重大選擇時，作出了明智和合理化的選擇，結果不用走彎路而踏上康復的康莊大道。後文將會介紹書中幾個令人鼓舞的個案，讓大家參考。

【西醫角度談「癌」字的起源】

幾乎自有人類歷史便有癌症的記錄，西方最早有關癌症的相關描述和資料出現於古埃及的紙沙草紙抄本；還有一些證據則在骨腫瘤化石和人體木乃伊中發現。首先在一份大約寫於公元前千多二千年前，名為埃德溫史密斯（The Edwin Smith Papyrus）的紙沙草紙抄本內出現有關癌症的資料，那可能是一本古埃及（約公元前二千五百年）創傷手術教科書中一部份的副本，它描述了八個用燒灼法去除乳房腫瘤或潰瘍的個案，其中有文字指出這類疾病「沒有治療方法」。

不過，上述資料並未出現真正的「癌」字，或「癌症」的稱謂。西方醫學中「癌症」這名詞的由來出自希臘的希波克拉底（Hippocrates，生於約公元前四百六十年至公元前三百七十年），他曾經用 karkinos（carcinos）和 karkinoma

這些術語來描述幾種由非潰瘍病灶和潰瘍病灶形成的腫瘤。在希臘文中，這些文字是指螃蟹（crab）。用蟹來形容癌症，可以有幾個理解：（一）從惡性腫瘤的切面顯示，腫瘤的血管向四面伸展，猶如螃蟹的爪；（二）整個腫瘤的指爪狀生長形態，就如螃蟹的形狀；（三）腫瘤的侵蝕與轉移行為類似螃蟹。在拉丁文中，cancer 是蟹的意思，可見 cancer 來源於蟹。由於古時希臘傳統是不容許把身體解剖，希波克拉底只能描述／描繪僅從體表可觀察到的腫瘤如乳癌、皮膚癌和鼻癌。直至塞爾蘇斯（Celsus，生於大約公元前二十五年至公元後五十年）才把 karkinos 翻譯成「癌症」。到公元二世紀，希臘醫生蓋倫（Galen，生於公元一百三十年至二百年）用「oncos」（希臘文的意思是腫脹）來描述所有腫瘤，而希臘波克拉底所使用過的「carcinos」則用來描述惡性腫瘤即癌症，他亦用「-oma」作詞尾來表示惡性／癌性病變如「carcinoma」（發生於上皮組織的癌症如 adenocarcinoma of lung 即肺腺癌；squamous cell carcinoma of cervix，即子宮頸鱗狀細胞癌）及「sarcoma」（任何結締組織癌，稱為肉瘤，如 liposarcoma 即脂肪組織肉瘤，osteosarcoma 即骨肉瘤）。

曾經看過一個名人患癌的故事，可以反映出患癌不單並非無藥可救，而且可以很長壽。故事的主人翁是台灣前總統蔣介石夫人宋美齡，她出生於一八九七年，活到一百零六歲。她多彩多姿的傳奇人生家喻戶曉，毋庸多說。但她生於癌症家庭，父母兄弟姊妹大部份因患癌症離世，她自己一生亦曾兩次患上癌症。她的父親宋嘉樹五十二歲時死於胃癌；母親倪桂珍六十二歲時死於癌症；大姐宋藹齡八十五歲時亦死於癌症；二姐宋慶齡八十八歲時因血癌去世；弟弟宋子良於八十八歲因癌症去世。

至於宋美齡本人，她四十歲時患上了乳腺癌，曾因此而接受手術治療；但九年後復發，再次接受手術。晚年時又因卵巢囊腫到美國再接受了手術。她於二零零三年去世，享年一百零六歲。據說她的長壽秘訣，與她的個人養生之道有密切關係，有機會再加以探討。不過，她的事蹟說明癌症不一定是絕症，只要診斷及時，接受適當的治療，並配合良好的調理養生之道，仍然會有理想的生活質素和長壽的。

【癌症的發展史】

在西方，到了十六至十七世紀，醫生解剖屍體以探求死亡原因的做法已為人接受。之後德國的外科醫生威廉•法布里（Wilhelm Fabry）提出乳腺癌是由凝固於乳腺導管內的乳凝塊引起的；當時亦有其他醫生認為酸性淋巴液是癌症的誘因，或是由一種慢性毒藥引起的，並認為癌症是有傳染性的。直至公元一七七五年，英國的外科醫生柏司科•波特（Percivall Pott）發現睾丸癌在清掃煙囪的工人中相當普遍，可能和長期接觸煤煙和焦油等致癌物質有關。這是世界上最先發現癌症誘因的個案。

到了十八世紀，隨着顯微鏡的廣泛應用，醫學界發現了「癌毒」（癌細胞），同時發現「癌毒」會由腫瘤原發位置透過淋巴結擴散到身體其他部位（遠處轉移），這觀點是英國醫生坎貝爾•德•摩根（Campbell De Morgan）於一八七一至一八七四年間提出的。當時由於衛生條件欠佳，因此用手術切除腫瘤的效果不理想，病人容易受感染而死亡。到十九世紀，利用清毒方法造成無菌環境，大大改善手術成功率，而存活率上升，從此通過手術切除腫瘤便成為治療癌症的主要手段。

用手術治療癌症的一個重要里程碑，是美國外科醫生威廉•荷士德（William Halsted）於一八九四年發表用根除性乳房切除術（radical mastectomy）治療乳癌的報告。他認為乳癌細胞是從原發部位以離心放射的形式向周圍擴散，因此他建議盡可能將患者的乳房組織（包括附近的淋巴組織）全部切除。這個概念和治療方法一直沿用了七十多年。直至二十世紀，另一位美國醫生貝勒•費沙（Bernard Fisher）推翻了荷士德醫生的理論，他認為乳癌細胞是經由血液和淋巴系統擴散出去的，當乳癌細胞發生擴散，最先會侵犯淋巴結，然後才出現遠處轉移。因此，傳統大範圍根除性的乳癌手術，不單對患者造成較大的創傷，而且對於較後期或惡性程度較高的腫瘤，又未必能控制癌細胞的擴散／遠處轉移。費沙醫生提出對於細小腫瘤，毋須全乳房切除，只須切除腫瘤本身，再輔以術後化療和電療，已經達到治療的效果，對病人造成的傷害亦較小。到二十世紀末，乳癌手術更引入選擇性前哨淋巴結摘除術（selective sentinel lymph node dissection）。所謂前哨淋巴結，是指最接近癌瘤而易受累的淋巴結。如前哨淋巴結發現有癌細胞，便估測癌細胞已有可能轉移至病變區域的全部淋巴系統，因此有需要作進一步的淋巴清除術及其他治療。這種選擇性前哨淋巴結摘除術，不僅在乳癌的手術治療中應用，還適用於其他一切癌症。

【癌症診治發展史】

在二十世紀初，醫學界開始認識到癌症具有遺傳性。德國的動物學家費奧多 • 保維利（Theodor Boveri）於一九零二年提出細胞染色體的突變會令細胞具備無限制生長的潛能，並且可以把這特性傳給下一代；他並提出腫瘤抑制基因（tumour suppressor genes）和癌基因（oncogenes）的理論，更推測癌症可能是由輻射、物理因素、化學污染或致病微生物引起的。

在癌症流行病學發展方面，始創者是一位英國醫生珍納 • 蘭 • 奇理潘（Janet Lane-Claypon），她於一九二六年發表了一項有關五百個乳腺癌病例和同等數目的對照組病人的背景和生活模式研究結果。其後英國醫學界發現肺癌和吸煙有關，並於一九六八年在牛津成立癌症流行病學中心，並利用電腦儲存大量癌症數據，奠定了日後發展流行病學和公共衛生政策的基礎。

一九六八年，幾位英國醫生安東尼•埃比斯坦（Anthony Epstein），伯特•阿創（Pert Achong）和伊芳•巴爾（Yvonne Barr）發現了第一種可使人類患癌的病毒，命名為埃比斯坦•巴爾病毒（Epstein-Barr Virus, EBV），該病毒可引發鼻咽癌、淋巴癌等。

一九二八年，醫學界成功使用X射線治療頭頸癌，開創了放射治療（放療／電療）治癌的先河。此後，癌症病人可同時接受手術及放射治療，提升了癌症的治癒率和降低復發率。二十世紀末，各種更強力和精準的放射技術和方法相繼出現，包括γ（伽瑪）射線、三維放療、影像引導放射治療等，可以更精準有效地直接照射腫瘤組織，同時盡量減少正常細胞組織的損傷。

第二次世界大戰後，日本醫學界發現，曾遭受原子彈攻擊的廣島和長崎，受害者的骨髓被徹底摧毀，因此推測血癌患者的骨髓也有可能被輻射破壞，從而啟發了用骨髓移植的方法治療白血病。

《生了癌，怎麼辦》一書中提出了抗癌的新觀點，並羅列不少個案，指出癌症患者通過合理抗癌，癌症對他們來說不再是絕症，只是慢性病。筆者亦引述書中的第一個個案，供大家參考。

患者鄭先生，六十歲，是一間企業的廠長。一九九零年初，鄭先生因嚴重黃疸，向何教授求醫。早前他曾經出現心窩下疼痛，伴厭食嘔吐的症狀，之後又出現進行性黃疸，經過檢查確診是晚期胰腺癌、惡性梗阻性黃疸。當時他最先求診的醫院還未有給膽管裝支架引流退黃疸的技術，不收他入院治療，經人介紹向何教授求治。初診時他臉呈蠟黃色，屬於中醫學所說的「陰黃」。何教授雖覺棘手，但本着醫者父母心，仍然給患者用內服、外敷中藥治療，希望能夠幫助解決他的梗阻問題，有利於退黃疸、開胃口和緩解部份症狀。事隔約兩個月，何教授在一個公開場合遇到一位男士向他打招呼，並滿臉笑容地問何教授能否認得出他。原來他就是那個晚期胰腺癌患者鄭先生，並表示除服用何教授的中藥外，並無其他任何治療，結果黃疸全退了。接着患者繼續由何教授用中藥替他調理，經過了五六年，檢查顯示幾乎一切回復正常，B超也證明胰頭腫塊消失了，臨床上算是痊癒了。

這單一個案不能說明中藥可以治癒胰腺癌。當時鄭先生的情況有人認為可能是誤診，但九年後即一九九九年，他因咳嗽檢查發現肺轉移灶，確診為胰腺癌晚期肺部轉移。他再次認真接受治療（不知是否中西醫結合的治療），直至二零一一年，他已經八十一歲，因呼吸道感染而去世。鄭先生發現患胰腺癌後活了接近二十二年，何教授指這類個案在臨床上屢見不鮮，顯示與癌共存可說是比較普遍的、經常會發生的常態事情。

二十世紀初開始出現了「化學治療」（chemotherapy）。使用化學合成物質來治療癌症的概念和嘗試，是由一位德裔猶太醫生保羅•愛力（Paul Ehrlich）首先提出的。一九四二年，美國的路易斯•葛文醫生（Louis Goodman）和其他研究人員發現在第二次世界大戰中，曾接觸芥子氣的士兵，其血液中的白血球數目異常偏低，於是使用細胞毒素氮芥（nitrogen mustard）治療淋巴瘤病人，開展了現代化學治療癌症的方法。一九六零年代中期，醫學界利用複合化學治療（combination chemotherapy）治癒兒童的淋巴瘤何杰金氏病。

早期的化療藥物，多是針對細胞的DNA，阻止DNA的複製，從而抑制癌細胞不斷增殖。這類藥物主要有氮芥類藥物、鉑金類（platinum）藥物、喜樹鹼（camptothecin）等。其後出現一些抗代謝的化療藥物，代表藥物為5-氟尿嘧啶（5-fluororacil, 5-FU），其機理是干擾DNA的生物合成，令癌細胞不能增殖，從而產生抗癌的效果。自二十世紀七十年代起，以針對細胞微小管

（microtubule）及其組成單元微管蛋白的化療藥物相繼出現，包括長春鹼類（vinca alkaloid）和紫杉醇（taxol）藥物。所謂微管是維持細胞結構，參與形成細胞骨架的組織。

由於越來越多利用不同機理抑制癌細胞的化療藥物面世，化療藥物的應用已擴展至輔助性，甚至根治性治療，例如乳癌和大腸癌手術後的輔助性化療效果理想。不過，人所共知，化療藥物在對抗癌細胞的同時，亦會損害患者的正常細胞和免疫系統，因此用中醫藥介入調整氣血，提升各臟腑功能以減輕化療的副作用，提升患者的生活質素，延長患者的生存期是更為全面的治療方法。

癌症的治療發展到二十世紀末，已經有手術、放射治療和化學治療三個方法。到了二十一世紀，再增加了標靶治療（targeted therapy）。標靶治療主要是利用能識別癌細胞的高表達基因，致癌基因／突變基因，或其基因產物的藥物（包括小分子或大分子藥物如蛋白質或核酸）以治療癌細胞，或者利用沒有治療作用，但有識別作用的藥物，與沒有選擇性或選擇性很低的細胞毒藥物（即化療藥）結合送到「標靶」部位（癌細胞）發揮作用，而沒有癌細胞所擁有的高表達基因的正常細胞則不受影響或影響較小。目前普遍使用的標靶藥物有蛋白激酶抑制劑（tyrosin kinase inhibitor），如治療慢性白血病的基立克（Gleevec），和單克隆抗體類藥物（monoclonal antibody），如治療乳癌的賀癌平（Herceptin）。

本世紀癌症治療再有新的發展，除了有針對乳癌、前列腺癌、子宮內膜癌和甲狀腺癌這些非常依賴荷爾蒙生長的癌症之荷爾蒙療法外，近年發展得如火如荼的免疫療法，它與傳統的化療或靶向治療的分別在於這類療法主要是會增強體內細胞免疫及體液免疫的功能，抑制癌細胞生長、惡化及變異。醫學界期望，免疫療法治療癌症有望於不太長時間內在治療癌症中能佔主導地位。

【癌症診斷：醫學影像】

前文接連談及西方癌症醫學的發展史，着眼點一直放於治療癌症方面，在離開此話題前，不得不提及癌症診斷學的發展史，特別是醫學影像。影像醫學是指以非侵入方式取得人體內部組織影像的技術與處理過程。應用於腫瘤臨床診斷的影像學檢查是判斷腫瘤原發部位和轉移範圍的主要手段，包括（一）內窺鏡影像，如胃鏡、腸鏡等；（二）常規影像檢查，如X光片、電腦斷層掃描（CT）、磁力共振（MRI）、超聲波等；（三）功能影像檢查，如核醫學的ECT、正電子掃描（PET-CT）等。

醫學影像的發展起源於一八九五年，當年德國物理學家威廉・倫琴（Wilhelm Rontgen）發現了X射線（即X光），從此可以不一定要進行解剖便可觀察到身體內部的情況。一九七八年英國的電機工程師高弗雷・豪斯費爾德（Gordfrey Hounsfield）與美國物理學家阿蘭・科馬克（Allan Cormack）在放射學年會上公佈電腦斷層掃描（computer-assisted tomography, CT）的研究成果，兩人同於一九七九年獲得諾貝爾生理醫學獎。

在第二次世界大戰中雷達與聲納技術的應用啟發了超聲波造影的發展。在一九五零年代，簡單的A型超聲波診斷儀器已經在臨床上使用。到了一九七零年代，已經出現可以提供切面動態的B型超聲波儀器（簡稱B超）。一九八零年代初，超音波彩色血流圖（color-flow mapping, CFM）面世，例如臨床上可用以構建超聲心動圖（echocardiography, ECHO），用於先天性和後天性心臟疾病的診斷和評估。

核磁共振造影（magnetic resonance imaging, MRI）是一種不會產生游離輻射，可以三維空間造影，具有高對比解像力，能為人體內部器官造影的技術，它不會像X光、CT等傳統檢查方法對患者造成傷害。MRI的前身是化學家用來分析物質的化學成份的核磁共振（nuclear magnetic resonance, NMR）技術，最初美國的物理學家雷蒙•達麥丁（Raymond Damadian）於一九七一年利用NMR探測取自老鼠身上的腫瘤組織，發現癌細胞與正常細胞不同，一九七二年他創製了第一台NMR造影儀器，並申請專利。

美國化學家保羅•特堡（Paul Lauterbur）於一九七二年開始研究MRI的醫學用途，他成功利用磁場梯度造出三維空間影像；同時英國物理學家彼得•曼斯菲（Peter Mansfield）成功利用數學方式分析核磁共振的訊號，把其轉換成清晰的影像，他們二人於二零零三年榮獲諾貝爾醫學獎。第一部真正的MRI掃描儀於一九八零年代問世。

近年，應用於腫瘤的定位和遠處轉移診斷，以及跟進治療效果的正電子掃描（positron emission tomography, PET-CT）技術相當普遍，它最初是利用放射性同位素研究腦功能的技術。一八九零年代，醫學界認為大腦功能與血流有關，直至一九六八至一九七八年間美國的神經科專家路易斯‧蘇古羅夫（Louis Sokoloff）利用安全的放射性示蹤劑包括2-脱氧葡萄糖（DG）和2-氟-2-脱氧-D-葡萄糖（FDG），成功顯示動物在不同的生理狀態下腦部最活躍的部份。在二十世紀五十年代，醫學界開發了PET成像儀的前身。後來，醫學界把路易斯‧蘇古羅夫的研究成果與PET的掃描技術結合，成為研究和診斷腦部病變和癌症的重要工具。

癌症的診斷當然離不開化驗室檢查、病理學和細胞學檢查，日後有機會再就相關議題作討論。

前文提過宋美齡患癌的故事，現介紹另一位名人患癌而又長壽的事蹟，主角是前柬埔寨親皇西哈努克。在《生了癌，怎麼辦》這本書中，作者較詳細地記載西哈努克患癌的經過。西哈努克七十歲後才患癌，廿年間共有三次被癌魔侵襲，患了三種不同的癌症，曾發生轉移，仍可活到九十歲。

西哈努克於一九五三年領導柬埔寨結束了法國長達九十多年的殖民統治，建立國家。但自廿世紀七十年代起，他的政治生涯大起大落，最後流亡中國。一九九三年九月，他重返柬埔寨出任國王，當時已七十一歲，但同年十月，他在北京一次身體例行檢查中發現患了「B細胞淋巴瘤」。年過七十的他，並未因此而出現悲哀恐懼的情緒，他在北京接受治療後痊癒了。其後，也被發現同時患了前列腺癌，於是繼續接受治療，成功地第二次擊退癌症。二零零四年十月，他以健康理由宣佈退位，由其兒子西哈莫尼接任國王。然而到二零零五年初，他已治癒十一年的前列腺癌復發，擴散到胃部，於是再在北京一家醫院接受治療，把病情控制住。豈料，到二零零八年十二月，他再被發現患有第三種癌症（書中未有指出是哪一種癌症），於是繼續在北京治療。直至二零零九年六月，他宣佈第三次治癒癌症，當時他已經八十七歲。網上另有資料顯示，西哈努克一直患的是淋巴瘤，第一次是在前列腺癌，接受化療和手術治療後痊癒。二零零五年復發並轉移至胃部，再度治癒。二零零八年第三次發現淋巴瘤，次年便已痊癒。

姑勿論西哈努克所患的是甚麼癌症，是由頭到尾是淋巴癌也好，或是淋巴癌和前列腺癌也好，甚至是三種不同的癌症也好，總之他於晚年的廿年間曾三次與癌症搏鬥，而且每次都戰勝癌魔，卻是事實。《生了癌，怎麼辦》的作者何裕民教授指出，這個案例啟發了人們對癌症的醒悟：

（一）患癌並非絕症，也不一定與死亡掛鈎，而且不一定短壽，西哈努克三次患癌，仍然可活到九十歲。

（二）他三次患癌都是在中國接受中西醫結合的治療方法而且治癒，足見中西醫結合的治療方法，應是較好的選擇。事實上，無論是將要接受／已接受手術、化療，或是電療的癌患者，尤其是年紀大者，有中醫藥的介入／配合，對患者有一定好處：

（一）可以有效減輕或緩解手術／化療／電療的不良反應，從而提升病人的生活質素。

（二）調整機體氣血，促進各臟腑功能，可以延長較健康的生存期。

（三）已發生轉移的晚期患者亦可以應用中醫藥的調理／治療能達致「與狼共舞，帶瘤生存」較積極的生活方式。

第二章

三大防癌食材

防癌抗癌可有法？

食療材料供選擇

本章轉轉話題，嘗試從中、西醫學角度，探討一些相信有防癌抗癌作用的食物（主要是水果和蔬菜），和可作食療的藥材／藥膳，當中有些已被證實有效，但亦有部份屬於道聽途說，或以訛傳訛，效果成疑。

筆者開展這課題的靈感來自「健健康康在清晨」和兩本英文書。筆者是香港電台「清晨爽利」的忠實聽眾，由二零零六年六月二十六日節目開始播出以來，幾乎每朝從不間斷的收聽，特別是「健健康康在清晨」的環節，一方面因為有自己的參與，所以有一份投入感；另一方面，該環節從星期一到五都有不同的內容，從中可以吸取到不少對心、身健康都有益的知識和訊息，猶如一清早便飲了一碗令人精神爽利的心靈雞湯一樣。

對筆者自己來說，雖然着實花了不少精力和時間去搜尋和準備每星期二播出的資料，但同時亦收到溫故知新，教學相長的效果，令自己記憶猶新，對工作亦有裨益。言歸正傳，話說不久前，筆者聽到該節目星期一的嘉賓主持葉均耀先生（他專注論述西方文化）介紹了兩本有關蔬果的英文書，名為《Heinerman's Encyclopedia of Fruits, Vegetables and Herbs》和《Heinerman's Encyclopedia of Fruits and Vegetables (revised and expanded)》（下稱「英文蔬果書」），筆者固然被他的環節內容吸引，同時亦對他介紹的兩本書發生興趣，心想書中的一些蔬果，可能對某些疾病（特別是癌症）有防治作用，因此很想有機會看看，但聽葉先生說這兩本書難以買到，於是冒昧請亞錢（錢佩卿小姐）向葉先生提出借閱的要求，他非常爽快地答應了。

筆者拿到兩本書後，非常心急地粗略翻看，真有如獲至寶的感覺。兩本書的內容安排，均以常見病症作分類，而對每一種病都提出一些有防治作用的蔬菜／草藥，單是癌症一章，就羅列了接近四十種。於是觸發了筆者的靈感，想對書中有防癌抗癌作用的品種，逐一探討它們這方面的相關資料（包括研究和文獻資料），並從中醫學角度了解它們的性、味、功效等。除此之外，當然還會提出一些可能有防癌治癌作用的中藥材，特別是可作食療或煲湯水的品種。

事有湊巧，最近有一位筆者非常尊敬的長輩朋友白先生，他溫文爾雅，有謙謙學者風範，而且對中國的書畫有一定的造詣。每次與他見面交談時，他對筆者的拙劣畫作和書法都樂意提出善意的批評和鼓勵，並不時借／贈予筆者一些相關的書籍，令筆者獲益良多。他也是「清晨爽利」節目的擁躉，近日聽到筆者講述癌症的中西醫學發展史後，特意送了一本由「養生學會」主編，名為《抗癌有法》的書給筆者，該書目的是（引述自該書前言）「幫助讀者更多的了解癌病及防癌、治癌方法，無病防病，有病則得悉治病的渠道，並且懂得治病根本，主要包括矯正身體的『失衡』及改變致病的生活方式，達到長遠性的康復效果，生活祥和，身心靈健康」。內容「是提供一些抗癌的寶貴經驗，給讀者參考，為癌病病人及其親友提供多一些資訊與希望，其中一些抗癌經驗可以是很簡單的安排（如適當的曬太陽及在漆黑的環境睡覺），但亦包括一些先進科技（如光醫學 Photodynamic Therapy，簡稱 PDT）」。此外，《生了癌，怎麼辦》一書也列舉了不少實際的臨床個案和具體的治癌抗癌經驗，筆者嘗試把這些資料，從中西醫學角度共治一爐，供大家參考。

【材料一】

香蕉

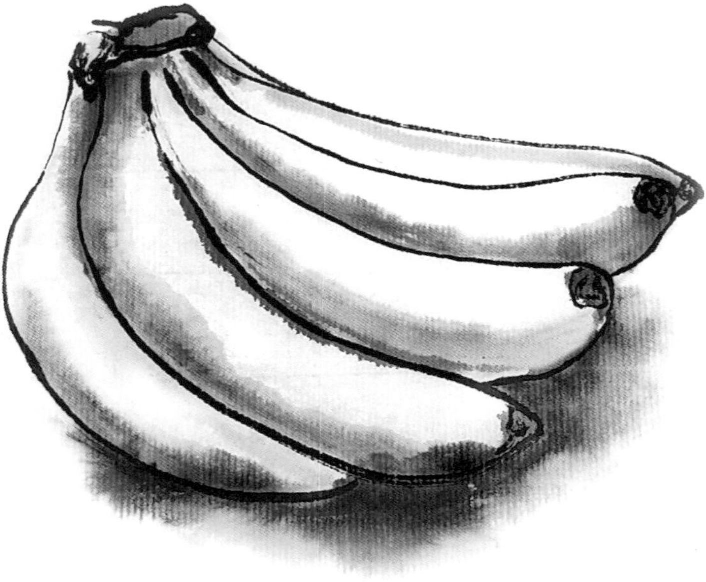

香蕉營養價值高，防癌之說亦有譜

「英文蔬果書」中按英文A至Y的字母順序把常見病列出，約有三百五十個病種，每種病都介紹一些對該病可能有裨益的蔬菜、水果或草藥。筆者的着眼點在癌症（cancer），作者提供可選擇的品種接近四十種，包括香蕉（banana）、豆類（beans）、甜菜（beets）、麥麩（wheat bran）、花椰菜／西蘭花（broccoli）、湯菜／抱子甘藍／小椰菜（Brussels sprout）、洋白菜／卷心菜／包心菜（cabbage）、胡蘿蔔（carrot）、椰菜花（cauliflower）、小槲樹（chapparral）、肉桂／桂皮（cinnamon）、紫草（comfrey）、棗（date）、紫錐花（Echinacea）、無花果（fig）、蒜頭（garlic）、穀物（grains）、青甜椒（green bell pepper）、羽衣甘藍（kale）、大頭菜（kohlrabi）、芥菜（mustard greens）、橄欖（olive）、香菜（parsley）、馬鈴薯（potato）、南瓜（pumpkin）、小紅蘿蔔（radish）、大黃（rhubarb）、種子（seeds）、菠菜（spinach）、白南瓜（squash）、聖約翰草（St. Johnswort）、草莓（strawberry）、向日葵（sunflower）、薑黃（turmeric）、核桃（walnut）、青蒿（wormwood）、小麥（wheat）、絲蘭（yucca）。本篇先談香蕉。

雖然「英文蔬果書」在目錄中把香蕉列入癌症目下，表示它可能有防癌抗癌作用，但「香蕉」一章中並無提及這方面的資料。作者認為香蕉是一種有康復作用的水果（a healing fruit），它對一些咽痛、扁桃腺腫脹、胃潰瘍、腸憩室病（diverticulosis，腸的某些節段存在多個腸壁的薄弱處形成的囊或袋）、結腸炎等的緩解／癒合可能有幫助。作者亦提到有研究報告顯示以香蕉作為零食，可令在工廠工作的婦女疾病減少，亦會改善文職人員的工作士氣、情緒和集中力，減少曠工率；亦令一些退休人士的腸胃疾病得以改善。有時，香蕉更可增加運動員的肌肉和體力，所以有一些大型的體育活動如馬拉松賽跑，主辦單位會派發香蕉給參加活動的人士，以補充體力。

香蕉的營養價值很豐富，除了蛋白質、糖、澱粉質、果膠和各種維生素外，還含有多種礦物質如鈣、鐵、磷，尤其是鉀的含量較高，鉀對維護心臟的正常收縮、舒張及傳導功能，預防及減輕心臟血管狹窄阻塞有重要作用。研究顯示，香蕉含有一種化學物質5-羥色胺，能減少胃酸的分泌和降低胃酸對胃黏膜的刺激，同時促進受損胃黏膜的修復，對胃潰瘍有保護作用。香蕉含有較多的纖維，能刺激腸的蠕動，而促進排便，特別對因腸燥引起的便秘有改善作用。至於防癌一說，有報道香蕉提取物能有效抑制黃麴黴素和苯並芘等致癌物質的作用；成熟的香蕉會產生一種名為腫瘤壞死因子α(tumour necrosis factor-α，TNF-α）的物質，有抗腫瘤細胞的能力。

中醫認為香蕉味甘，性寒，入脾、胃經，有清熱解毒，潤腸通便，解酒等的功效，適宜有熱性之口乾煩渴、咽喉乾痛，頑固性乾咳、大便乾結難解、痔瘡便血、胃及十二指腸潰瘍、酒醉未解等人士食用。《本草求原》云：「香蕉止渴潤肺解酒，清脾滑腸。」《中醫研究雜誌》報道：「香蕉生食治療高血壓病，有降血壓作用，治頑固乾咳。燉熟連皮食治痔瘡出血，大便乾結。」顯示香蕉亦有降血壓的作用，適宜高血壓、冠心病、動脈硬化患者食用。不過，香蕉性寒，故大凡脾胃虛寒、易腹瀉便溏之人士慎食；香蕉含糖量較高，糖尿病患者食量要減少；其含鉀量較高，急、慢性腎炎、有高血鉀者忌食。此外，寒性感冒咳嗽痰多者忌食；有痛經者月經期間亦忌食。

【香蕉益胃甜湯（2人量）】

材料：香蕉2條、淮山30克、生薏仁30克、龍眼肉10克、紅糖20克。

製法：將材料洗淨，把香蕉去皮切小塊，先將淮山、生薏仁及龍眼肉用清水8碗煲至軟熟，加入香蕉及紅糖煲10分鐘即成。

功效：香蕉性寒味甘，能益胃生津，清熱潤腸；山藥（淮山）性平味甘，能補脾益胃，益肺養陰，補腎澀精；生薏仁性微寒味甘淡，能利水滲濕，健脾除痹，排膿消癰；龍眼肉性溫味甘，能補心安神，養血益脾；紅糖性溫味甘，能補中緩急，和血散瘀。本湯具補脾益胃，補心安神功效。

【中脘穴（任脈）】

定位：位於腹部前正中線上，臍上4寸。

方法：以拇指指腹按壓中脘穴1至2分鐘，每天2至3次。

功效：和胃健脾，通降腑氣。

主治：胃痛、腹脹、腸鳴、嘔吐、泄瀉、痢疾、黃疸。

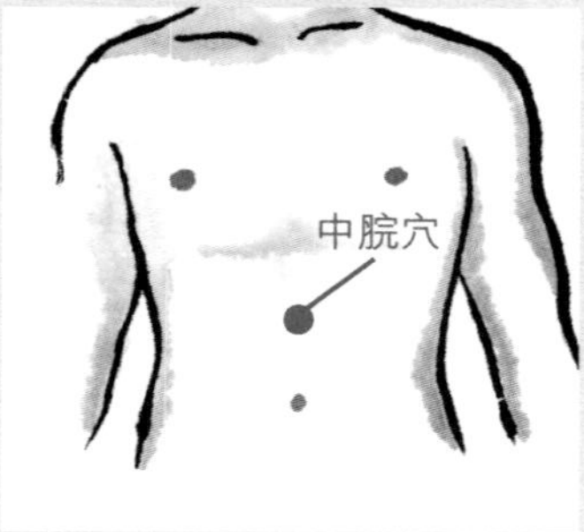

【香蕉皮】

蕉皮把人「跣」到直，原來有藥用價值

前文談到香蕉的營養價值和藥效，並可能有預防癌症的作用，原來連香蕉皮也是有用的材料，可作藥用。

在「英文蔬果書」也提及香蕉皮。雖然蕉皮有一點負面形象，尤其是在一些喜劇中，常常看到戲中演員「踩」到蕉皮「跣」倒地上的情景。事實上，廣東話說「畀香蕉皮人踩」的確有設陷阱捉弄人甚至害人的意思。當然，其他水果的皮也會「跣」倒人，例如西瓜皮，但香蕉皮始終最為普及。儘管如此，「英文蔬果書」的作者指出香蕉皮亦有認真而正向的一面。庫拉索（Curacao，一個位於加勒比海南部，靠近委內瑞拉海岸的島嶼）的人把綠色的蕉皮曬乾磨碎，或燒成灰燼，然後敷於患癌的痛處、疱疹患處或由糖尿病引起的腳部潰瘍處，有良好的癒合效果；在千里達群島，人們把成熟的蕉皮磨成泥膏樣，敷於前額和頸背以舒緩劇烈的偏頭痛；巴哈巴群島的人用新鮮綠蕉皮煎水喝以治療高血壓病；有些人則用成熟蕉皮的內側敷於燒傷、皮疹和皮下有膿腫的部位以舒緩病情和加速痊癒（使用上述方法時，如果有開放性傷口，則要十分小心，一定要注意消毒，以免受感染）。

作者在書中亦介紹了一條利用成熟蕉皮有效消除超個二百個個案的足跖疣（plantar wart，發生在足底皮膚中的一種疣，通常位於足趾的根部，與雞眼不同）的處方，並指出這方對各種的疣都有效。方法很簡單，只須把一塊成熟蕉皮的內側貼於生疣的位置，並用膠紙黏貼固定，洗澡時拿走，浴後把患處抹乾，重新貼上另一塊蕉皮，每星期到皮膚科醫生處把死皮刮掉，不到一個月，疣體縮小，大約六個月便完全痊癒。

中醫方面，翻查了很多典籍，包括《本草綱目》和《中藥大辭典》，都找不到蕉皮入藥的資料，只有在一本名為《中國傳統飲食宜忌全書》中有提過把整條香蕉燉熟連皮食治痔瘡出血、大便乾結，上一篇亦提過《中醫研究雜誌》中有此記載，讀者不妨一試。順帶一提的是，如果嫌香蕉性偏寒，可把香蕉蒸熟後才食用，可減輕其寒性。

儘管中醫典籍中有關蕉皮的記載不多，但一些現代營養學的研究顯示，香蕉皮有以下好處：

（一）含更多可溶性及非溶性纖維質，有助潤腸通便。

（二）含色氨酸（tryptophan），可提升體內及血液的血清素（serotonin），減輕抑鬱症。

（三）含黃體素（lutein），可預防白內障及黃斑退化。

（四）含強力的抗氧化物，可預防癌症、糖尿病、高血壓、心腦血管疾病和降低膽固醇水平。

（五）含有保護紅細胞不易破裂的化學物質。

（六）塗抹皮膚能強壯皮膚正常結構及張力，有止痕癢、減輕炎症、去皺紋、消除痤瘡、控制牛皮癬、消除疣（warts）等功效。

（七）含有蕉皮素，能抑制細菌、真菌的滋生，對癬疥引起的痕癢有很好的治療效果。

本篇金句提到香蕉皮把人跣到直，說明它非常滑溜，原因何在呢？多年前日本的研究人員進行了一系列測試，他們把新鮮的香蕉皮分別放於油布上和木材上，然後用一隻腳以一定角度踏在上面加壓，測得在油布上的摩擦系數是零點零六六，在木材上為零點零八三。然後再用皮鞋底直接踏在木材地板上，測得的摩擦系數是零點三五。結果顯示，踏在香蕉皮油布上比直接踏在木材上滑溜程度多了五點三倍，踏在香蕉木材上則為四點二倍。研究人員又用同樣方法測試了蘋果皮、檸檬皮和橘子皮的摩擦系數，但都高於香蕉兩三倍以上，即是沒有香蕉皮那麼滑溜。研究人員用顯微鏡發現香蕉皮內側有微細的多糖凝膠濾泡，受壓後濾泡變成膠狀的分散物質，摩擦力自然減少。另外亦有研究顯示，香蕉皮由千百層薄層組成，每個薄層之間的結構十分鬆弛，並且含有豐富的水份，因此受壓後便會變得非常潤滑。上述的日本研究人員把研究結果在《摩擦學》期刊上發表，並因此獲得了二零一四年的「搞笑諾貝爾獎」。

【香蕉皮安神糖水（1人量）】

材料：綠色香蕉皮1隻、百合30克、蓮子30克、陳皮1角、紅糖適量。

製法：將材料洗淨，把香蕉皮切小粒，加清水5碗煮至材料軟熟，加入紅糖煮溶即成。

功效：青綠色的香蕉皮性寒，內含大量的色氨酸，煮熟後會轉化成血清素，有舒緩抑鬱情緒的作用；百合性微寒味甘，能潤肺止咳，寧心安神；蓮子性平味甘澀，能養心安神，益腎固澀，健脾止瀉；陳皮性溫味辛苦，能理氣健脾，燥濕化痰，降逆止嘔；紅糖性溫味甘，能補中緩急，和血散瘀。本食品具寧心安神，益腎健脾功效。脾胃虛寒者慎食。

【神門穴（心經）】

定位：仰掌，在腕橫紋尺側稍上方凹陷處。

方法：以拇指指腹按壓神門穴1至2分鐘，每天2至3次。

功效：滋陰降火，養心安神。

主治：多夢、失眠、心慌、心跳、情緒病。

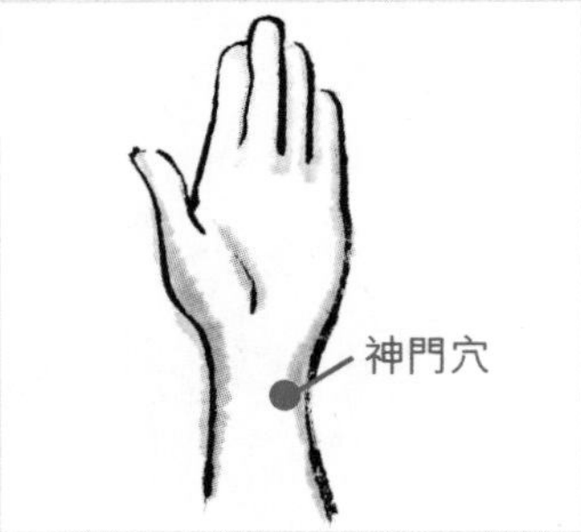

【材料二】

豆類

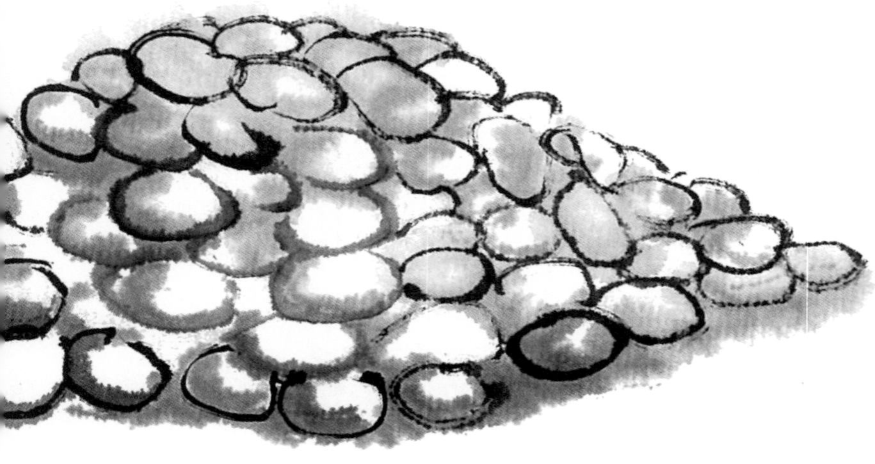

豆類品種十分多，防癌抗癌有幫助

在「英文蔬果書」中提到有防癌作用的豆類超過十種，包括黑豆（black beans），黑眼豆（眉豆，black-eyed peas）、鷹嘴豆（雞豆／雞心豆，chickpeas）、蠶豆（fava beans / broad beans）、腰豆（kidney beans）、小扁豆（lentils）、利馬豆（皇帝豆／萊豆，lima beans）、綠豆（mungbeans）、海軍豆／白腰豆／白芸豆（navy beans / white northern beans / great northern beans）、斑豆（pinto beans）、豌豆（黃綠豌豆，split peas / whole peas）和黃豆（大豆，soybeans）等。書中提到，古時候豆類常常和男女的體力／力量掛鈎，或在一些需要較大體力的活動中被用作主要的食糧以提升體力，《聖經》中亦有多處涉及相關的記載。例如《聖經》創世記二十五章記載了亞伯拉罕的長孫以掃，在一次打獵耗散了體力，回家後覺得很累，為了換取弟弟雅各熬好的一碗熱湯，就把長子的名份拱手讓了給雅各。《聖經》原文是如此記載的：

「有一天，雅各熬湯，以掃從田野回來昏了。以掃對雅各說：「我累昏了，求你把這紅湯給我喝。」因此以掃又叫以東（就是紅的意思）。雅各說：「你今日把長子的名份賣給我吧。」以掃說：「我將要死，這長子的名份於我有甚麼益處呢？」雅各說：「你今日對我起誓吧。」以掃就對他起了誓，把長子的名份賣給雅各。於是雅各將餅和紅豆湯給了以掃，以掃吃了喝了，便起來走了。這就是以掃輕看了他長子的名份。」（創世記二十五章二十九至三十四節）經文中提到的紅豆湯，相信是用紅扁豆（lentil）熬成。

此外，《聖經》的撒母耳記下二十三章也有另一個例子，提及大衛的其中一個勇士沙瑪，一次英勇殺敵保衛了一塊長滿紅豆的田。經文如此說：「其次是哈拉人亞基的兒子沙瑪。一日，非利士人聚集成羣，在一塊長滿紅豆的田裏，眾民就在非利士人面前逃跑。沙瑪卻站在那田間擊殺非利士人，救護了那田。耶和華使以色列人大獲全勝。」（撒母耳記下二十三章十一至十二節），相信經文中提到的紅豆也是紅小豆。往後我們會花點時間論述這種「紅豆」的好處。

一些臨床研究均支持豆科植物有助提升人體的體力和活力的說法。在印度雞心豆是一種非常重要的食糧，尤其是對運動員和專業摔角手十分重要，同時也是馬匹的食物，令馬兒奔跑時好像有用不完的體力。研究認為雞心豆含豐富的維生素 B15（pangamic acid），能增加精力，亦有研究可以對自閉症兒童有所幫助。不過，美國的食物及藥品管理局（FDA）宣稱，以前認為是維生素的 B15 並不是一種維生素，因為未有足夠的證據顯示缺乏維生素 B15 與任何一種疾病有關，尤其是癌症，甚至認為它不安全，有可能引發癌症，但這議題仍在爭論中。

在日本，很多人飲黑豆汁來改善因進食太多白麵包和精製食物引起的便秘。事實上，黑豆除了可以穩定飲食後的血糖急升水平，對心血管系統的健康及防癌抗癌的作用外，對調節胃腸功能亦有很大的好處；亦有證據顯示黑豆有助令過度活躍的兒童安靜下來。一名日本的化學家提出一條簡易的處方，就是用兩湯匙的黑豆，加入兩夸脫（1夸脫約為0.95升）的清水，煮沸約十分鐘，然後再以慢火煎剩約一半水，溫服，有上述問題的讀者試試無妨。

豆科植物還有很多益處，包括防癌的可能性，下文再續。

粵語中有幾個含有「豆」字的俗語，非常通俗傳神，如「執豆咁執」表示很容易，但從字面上很多人都不明白為何每句都有那麼獨特的寓意。其中有些雖有創意，但甚為不雅，如「飽死荷蘭豆」，如果用口頭介紹肯定有講「粗口」的嫌疑。本篇所選取的是「食屎食着豆」，雖然涉及屎尿屁的低俗用詞，但也有一談的價值。「食屎食着豆」帶有諷刺性，意指某人「好彩」、「走運」或「死好命」；甚至在惡劣的環境中竟然能逢凶化吉，安然度過。從字面看，一個人要「食屎」，應該是「衰到貼地」，但竟然在屎中還可食到一粒完整的豆，可見有走運的轉機，「撞彩」撞到正。因為在糞便的糜爛渣滓中，要找到完整的食物是十分困難的，現在居然還可食到一粒未經消化的豆，不是走運是甚麼？這句話與「不幸中之大幸」有異曲同工之妙，在負面中帶有正面的意義。想起歷史中臥薪嘗膽的越王勾踐，據記載他曾親嘗吳王夫差的糞便，以博取其信任，最後竟能滅吳復國，豈不就是「食屎食着豆」嗎？

【雜豆湯（2人量）】

材料：小扁豆30克、雞心豆30克、黑豆30克、無花果3個、豬腱100克。

製法：將材料洗淨，豬腱汆水，把無花果切小塊，加清水10碗，用猛火煲滾後，改用細火煲2小時，調味即成。

功效：小扁豆性微溫，味甘微澀，能消炎解毒，利咽止痛；雞心豆性平味甘，能補中益氣，溫腎壯陽，潤肺止咳；黑豆性平味甘，養陰補氣，活血利水，祛風解毒；無花果性平味甘，能健脾開胃，潤肺利咽，潤腸通便，消腫解毒；豬腱性平味甘鹹，能滋陰潤燥，補血。此湯具消炎解毒，補中益氣，滋陰潤燥功效，亦有助防癌。

【關元穴（任脈）】

定位：仰臥位，在下腹部，前正中線上，臍下3寸。

方法：以食指及中指指腹按壓關元穴1至2分鐘，每天2至3次。

功效：培補元氣，益腎固本；有強壯作用，能加強免疫功能，為保健要穴。

主治：遺尿、遺精、小便頻數、疝氣、月經不調、帶下、不孕、產後惡露不絕、盆腔炎、蛔蟲症。

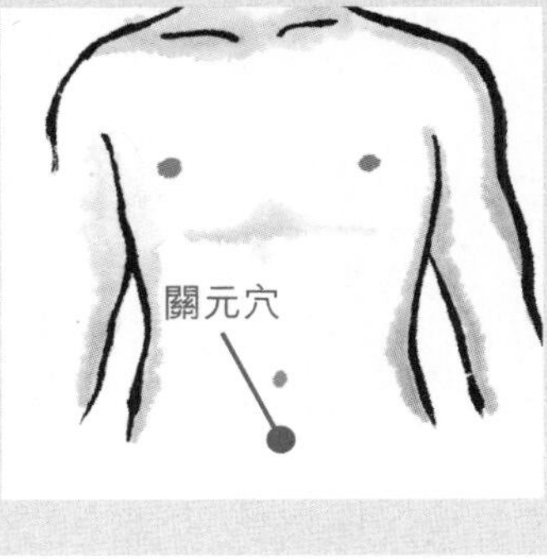

很多人關心血脂過高的問題（包括膽固醇和甘油三脂）。二十多年前，一些醫學研究已經顯示不同的豆類能夠明顯降低血清膽固醇和甘油三脂（*The American Journal of Clinical Nutrition*, October 1983），認為應經常進食不同

的豆類以減少血液中積聚過多的脂肪。有人建議每週至少三次的早餐進食一碗麥皮，而午餐則要多飲豆湯（不加火腿香腸等肉類），指出這是通過粗糧和豆類結合的飲食組合來控制血脂積聚的理想方法。豆類亦含有較多的葉酸、鐵、鎂、錳、鋅等維生素及微量元素。

有關飲食營養的研究顯示，豆類對糖尿病的控制亦有幫助，其中有些豆科植物如黑豆能夠明顯降低糖尿病人的血糖（*Indian Journal of Medicinal Research*, February 1987），主要是這幾種豆類含有較豐富的可溶性及不可溶性的食物纖維，因此每週至少要進食兩次。

關於高血壓，必須強調鉀離子（K^+）的重要性。二十多年前，路易士・杜比安博士（Dr. Louis Tobian）利用實驗方法令老鼠患高血壓病，然後分成兩組，一組餵以一般老鼠食糧，另一組則加入鉀的補充劑。結果一般食糧組有百分之八十三的老鼠死於中風，而含鉀補充劑組則只有百分之二。此一結果令杜比安博士推測鉀離子實際有效預防中風和腎臟病變，並認為對人類有同樣意義。他的研究結果於一九八六年在一本運動期刊《Sports Fitness》上發表，並建議應在其他食物中加入一杯（cup）利馬豆或海軍豆以預防或舒緩高血壓病。世界衛生組織建議人體每天的鉀攝取量應為3510mg（毫克），美國國民的飲食指南指出健康的成年人食物的鉀攝取量應為每日4700mg，以一杯煮熟的豆類估算，海軍豆含750mg，利馬豆1163mg，紅腰豆629mg，斑豆670mg，眉豆573mg，雞心豆570-590mg，小扁豆500mg，黃豆972mg。當然很多食物都含有不同份量的鉀，如香蕉和橙的鉀量也很高，但豆類仍是不錯的選擇。

豆類亦被認為可能有預防癌症的作用，主要是含有多酚類的抗氧化物質，能夠防止有害的氧自由基釋放，減少DNA損害，防止癌變。此外，某些豆類食品（如黑豆、紅腰豆、海軍豆和斑豆等）含有植物性雌激素（phytoestrogens，以大豆異黃酮即isoflavone為主），曾經有不少醫學界人士提出患癌和癌症治癒者（特別是可能由雌激素誘發的癌症如乳癌和子宮內膜癌，或與激素有關的癌症如前列腺癌和結腸癌。）應避免吃過量豆類食物。不過近年不少大型研究顯示，正正由於豆類食物含有植物性雌激素，令它們具有抗癌作用，可能源於它們能依附於細胞的雌激素受體，以阻止體內雌激素刺激細胞變異繁殖。除此之外，豆類食物亦有抗氧化（已提及）、抗血管增生、抑制酪氨酸激酶（tyrosine kinase，一組有可能促進癌細胞生長的蛋白酶）等抗癌作用（引述香港乳癌基金會創會人張淑儀醫生的文章內容）。資料顯示如果平時進食足夠的豆類和粗糧，可預防或減少腫瘤在體內各臟器及部位的發生。有關豆類異黃酮／植物性雌激素較詳盡的作用機理和功效，留待介紹大豆時再討論。

有些素食者，或是因注重健康而少吃紅肉，但又擔心體能和力量不足的人士，可以考慮增加豆類食物的攝取量。有營養師形容豆類為「充滿能量的營養食品」，而雞心豆、小扁豆等被認為是「理想的肉類代替品」，為身體提供非肉類源頭的「肉類」蛋白質。同時，豆類食物亦能使人看來更健康和容光煥發，《聖經》舊約的但以理書在第一章便描述了一件事，可以為此論點提供有力的證據。故事發生於古巴比倫時代（大約西元前六零零年），當時猶太王約雅敬在位第三年，巴比倫王尼布甲尼撒帶兵圍攻耶路撒冷，猶太國王帶着大臣一起出城投降，尼布甲尼撒把猶太王室的大部份成員押往巴比倫，並下令對耶路撒冷的神廟進行洗劫。回到巴比倫，尼布甲尼撒吩咐太監長在以色列的貴族中揀選幾個俊美、聰明和有學問的少年，訓練他們能夠在皇宮裏侍候，並且供給他們皇帝自己享用的膳食和醇酒，為期三年。但以理和他的三位朋友被選中，不過但以理和朋友立志不以王膳玷污自己，拒絕接受皇帝的膳食，並對太監長說：「求你試試僕人們十天，給我們素菜吃，白水喝，然後看看我們的面貌和用王膳那少年人的面貌，就照你所看的待僕人吧！」（但以理書第一章，第十二至十三節）「過了十天，太監長見他們的面貌比用王膳的一切少年人更加俊美肥胖。於是委辦撤去派他們用的膳，飲的酒，給他們素菜吃。」一（第十五至十六節）當中提到的「素菜」相信就是小扁豆或其他豆類食品。

【二扁豆健脾湯（2人量）】

材料：炒扁豆及小扁豆各30克、南蓍60克、無花果3個、田七10克。

製法：將材料洗淨，把無花果切小塊，加清水8碗，用猛火煲滾後，改用細火煲1個半小時即成。

功效：扁豆性微溫味甘，能健脾化濕，炒用健脾止瀉作用增強；小扁豆性微溫，味甘微澀，能消炎解毒，利咽止痛；南蓍（五指毛桃）性微溫味辛甘，能健脾化濕，行氣止痛，除痰止咳；無花果性平味甘，能健脾開胃，潤肺利咽，潤腸通便，消腫解毒；田七性溫味甘、微苦，能祛瘀止血，活血止痛。此湯具消炎解毒，健脾化濕，活血祛瘀功效。

【陰陵泉（脾經）】

定位：正坐或仰卧。在小腿內側，脛骨內側髁後下方凹陷處。

方法：用拇指按壓陰陵泉穴1至2分鐘，每天2至3次。

功效：健脾滲濕，益腎固精。

主治：水腫、小便不利、下肢腫痛、麻痹。

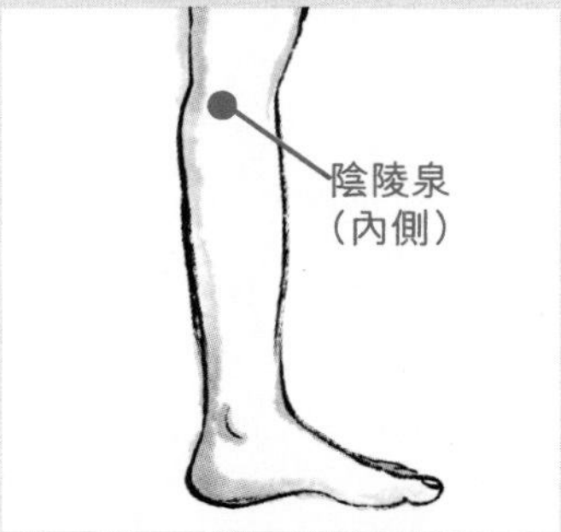

【黑豆】

前文介紹了十多種有防癌作用的豆類，現將逐一介紹各種豆類與健康相關的資料，包括防癌抗癌的可能性。

首先談黑豆。中國人常吃的黑豆（black bean）與西方人俗稱的黑豆（black turtle bean）不同，前者和黃豆屬同一大豆屬品種（Glycine max），後者屬菜豆屬（Phaseolus vulgaris）品種。本篇談中國人常吃的黑豆。

黑豆又名黑大豆、烏豆、穭豆，其味甘，性平（《醫林纂要》謂其性寒），是一種補益力強的食品，有補腎益陰、補脾利水、補血安神、祛風濕和解毒、活血的作用。由於補腎力強，故適合老人腎虛耳鳴、夜尿頻、小兒夜間遺尿等食用；其健脾利水的功效可改善脾虛水腫，下肢浮腫的情況，《本草綱目》云：

「黑豆汁……治腎病。」；體虛出汗（包括自汗或盜汗，都是虛汗）的人士，食黑豆有助舒緩情況，《本草滙言》云：「煮汁飲，能潤腎燥（腎陰虛），故止盜汗。」黑豆的解毒作用，古書早有記載，如《本草滙言》云：「善解五金、八石、百草諸毒及中毒。」《本草綱目》亦云：「黑豆汁可以解藥品之毒」，但李時珍又補充說：「古方稱大豆（黑豆）解百藥毒，予每試之，大不然，又加甘草，其驗乃奇，如此之事，不可不知。」可見黑豆須與甘草同煎飲用才有解毒作用，適合各種食物或藥物中毒之人。《本草綱目》一書概括了黑豆在中醫臨床上的功效：「治腎病，利水下氣，制諸風熱，活血。煮汁，解礬石、砒石、甘遂、天雄、附子、射罔、巴豆、芫青、斑蝥、百藥之毒；治下痢臍痛；沖酒治風痙及陰毒腹痛。」

現代研究顯示，黑豆含豐富的植物性蛋白質、維生素A、B、C、E等，並含有微量的大豆黃酮及其水解物染料木素，兩者都有雌激素樣作用，屬植物性雌激素。上一篇提到，現代研究表明，植物性雌激素可能有助抑制乳腺癌、前列腺癌和結腸癌；對防治骨質疏鬆亦有幫助。豆皮和豆渣中含有的可溶性及不可溶性纖維素，有助增強腸胃功能和腸的蠕動，可改善排便，預防便秘。有說常吃黑豆有美容效果，可能與黑豆含有豐富的維生素E有關。維生素E是強力的抗氧化劑，能消除體內的自由基，有助減少皮膚皺紋、色斑等，從而產生美容效果。

黑豆不宜生吃，其所含的凝集素和胰蛋白酶抑制劑，容易使人產生氣脹現象，攝入過多時甚至使人噁心、嘔吐，尤其是腸胃不好的人。炒熟的黑豆則熱性較大，不宜多食，否則容易上火，小兒及痛風症患者亦不宜多食。

曾經看過一個有關毛澤東與黑豆之間的故事，頗有趣味性。話說國共大戰期間，毛澤東與戰士轉戰至陝北，由於資源貧乏，所以生活十分艱苦，由毛澤東為首到戰士上上下下，天天只能吃黑豆充飢，很多人因而腹脹產氣，不斷放屁。有一天，毛澤東在小山村住所的土窯辦公，幾位衛士在門外值勤。這些衛士可能多吃了黑豆，輪流放屁，而且越放越響。每當一人放了響屁，其他人便大聲取笑，如此屁聲不斷，笑聲也不斷，就像是進行放屁比賽一樣。毛澤東雖然在土窯內辦公，但也聽到他們的屁聲和笑聲，便放下工作，走到門前，問幾位衛士黑豆好吃否。衛士一時間不知如何回答，雖然人人心中都覺得黑豆難吃，但因為毛澤東自己也吃黑豆，如果坦白說出來，又怕他不高興，但又不想說假話。誰不知在一陣短暫的沉默中，一名衛士又忍不住放了個響屁，不過人人都不敢笑，而毛澤東則幽默地笑着說：「是誰說『不』呀？」話猶未完，其他衛士已忍不住大笑出來。不料一笑之下，另一名衛士也忍不住放了個大屁，連毛澤東聽到也忍俊不禁，笑了出來，跟着再對衛士說：「哦！打雷了，就要變天了，看來敵人的末日快到了，現在暫時屈居於陝北，大家再捱多幾個月，便可到敵人的管轄區作客，不必光吃黑豆了。」戰士們熱烈地拍掌，一齊響起了更大的笑聲和屁聲。

【黑豆瑤柱補腎湯（2人量）】

材料：黑豆30克、刺五加50克、江瑤柱30克、紅棗6枚。

製法：將材料洗淨，浸發江瑤柱，把紅棗去核，加清水8碗，用猛火煲滾後，改用細火煲1個半小時即成。

功效：黑豆性平味甘，能健脾補腎、養陰補氣，活血利水，祛風解毒；刺五加性溫味辛，微苦，能益氣健脾，補腎安神；江瑤柱性平味鹹，能補肝腎，益精髓，活血散結，調中消食；紅棗性平味甘，能補中益氣，養血安神。此湯具養陰健脾，滋補肝腎功效。

【太溪穴（腎經）】

定位：坐位平放足底，在足內踝尖與跟腱間的凹陷處。

方法：以拇指指腹按壓太溪穴 1 至 2 分鐘，每天 2 至 3 次。

功效：益腎納氣，健脾補肺。

主治：腎炎、膀胱炎、遺尿、月經不調、下肢癱瘓。

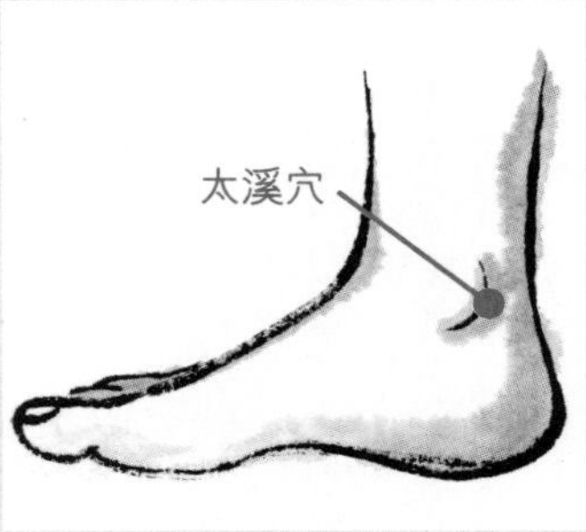

【大豆】

大豆富含異黃酮，抗氧化強防癌功

在前文討論豆類的功效時，曾提及有些豆類含有植物雌激素（或植物性雌激素，主要為異黃酮）有防癌抗癌的作用。原來在眾多豆類食品中，大豆的異黃酮含量最高。筆者最近看了一本中文的翻譯書《抗癌食物百科》（原書名為《Les aliments contre le cancer》，二零一六年出版，作者是法國人）書中引述美國農業部（United States Department of Agriculture，簡稱 USDA）二零零一年發表食物異黃酮含量的數據，指出一些主要豆製品中異黃酮的含量，現轉載於下表，以供參考。

大豆所含的異黃酮主要是金雀異黃酮和黃豆甙原，還有小量的黃豆黃素、木脂素，其他豆類食品也差不多。異黃酮的化學結構與女性的雌激素十分相似，因而被稱為植物雌激素。

醫學界已經發現，雌激素是一種強力刺激細胞生長的因子，如果雌激素長期處於高水平，會引發細胞的生長不受控制，甚至發生癌症，因而乳腺癌患者的雌激素比未患過乳腺癌的人要高，其他與雌激素刺激相關的癌症如卵巢癌和子宮內膜癌也有同樣的情況，當然這些癌症的發生還有很多原因，如大量進食動物脂肪和體形肥胖，易誘發對胰島素

主要豆製品中異黃酮的含量

食物	異黃酮含量（mg/100g）
大豆粉	199
烤大豆	128
煮青豆 *	55
豆麵醬	43
豆腐	28
豆奶（豆乳）	9
豆腐熱狗	3
醬油	1.7
鷹嘴豆	0.1
豆油	0

* 日本人喜歡食青豆，並稱之為「還在枝頭上（即未熟透）的大豆」，就是快速採集豆莢（內藏青色的大豆），煮熟後直接從豆莢中取豆食。

的抵抗性及增強「胰島素類生長因子-1（IGF-1）」化合物，後者水平過高時可以誘發致癌細胞的增殖及生長。此外，有證據顯示前列腺癌、結腸癌，甚至胃癌、白血病等，都可能受到某些激素（如引發前列腺癌的雄激素）的刺激而誘發。

豆類中的金雀異黃酮能夠與雌激素受體結合，由於它有雙向性的作用，既有「類激素作用」，也有「抗雌激素活性」的作用，它能夠與內源性雌激素競爭結合受體，減少雌激素與受體結合的機會，從而削弱了體內雌激素促進細胞癌病變的生物效應。這種作用和用於治療乳癌的激素療法藥物他莫西芬（Tamoxifen）的機理相似。其他異黃酮化合物也有類似金雀異黃酮的作用。此外，金雀異黃酮還能防止新血管形成，加上之前提過的抗氧化作用等，因而有助防止癌症的發生。

古希臘有一個神話，故事中農業女神的女兒要遠行，女神送了一粒大豆給她，用以消除邪惡，防治百病。善良的女兒把大豆留於人間，從此大豆在人間生長繁殖，成為人類重要的食糧之一。

二零一六年《北京日報》有一篇關於大豆的詳盡報道，提到上述故事，並指出大豆其實起源於中國。古時大豆稱為「菽」，有「田中之肉」、「綠色牛乳」的美譽。中國是大豆的發源地，被稱為「大豆王國」，從軒轅黃帝時已開始種植。《史記》之《五帝本紀》中有如此記載：「炎帝欲侵陵諸侯，諸侯咸歸軒轅。軒轅乃修德振兵，治五氣，藝五種，撫萬民，度四方。」東漢經學家鄭玄註：「五種，黍稷菽麥稻也。」文中提到的「菽」，就是大豆。此外，商朝甲骨文中有「菽」的象形文字；《詩經》亦有「七月烹葵及菽」、「中原有菽，庶民采之」、「采菽采菽，筐之筥之」等詩句，這裏提到的「菽」就是大豆。從古書的記載可見，大豆的起源可追溯至大約四千五百年前的三王五帝時代。至於豆字，最早見於甲骨文，是指一種形似高腳盤（或者有蓋）的禮器。

《說文》云：「豆，古食肉器也。」《詩經》則有「印盛于豆，于豆于登。」的記載，意思大概是把穀物裝上豆盤來進貢。秦漢以後，「菽」字漸漸被豆字代替。

【南蓍大豆健脾湯（1人量）】

材料：南蓍30克、大豆30克、天冬10克、海帶15克。

製法：將材料洗淨，加清水6碗，用猛火煲滾後，改用細火煲1個半小時調味即成。

功效：南蓍（五指毛桃）性微溫味辛甘，能健脾化濕，行氣止痛，除痰止咳；黃豆（大豆）性平味甘，能健脾利濕，通便解毒；天冬性寒味甘苦，潤肺止咳，養陰生津，還有抗腫瘤作用，尤其是乳腺癌；海帶性寒味鹹，能清熱利水，軟堅消瘻，止血。此湯具健脾化濕，潤肺止咳，軟堅消瘻功效。

【膻中穴（任脈）】

定位：在胸部，前正中線上，平第4肋間，兩乳頭連線的中點。

方法：以手掌大魚際上下摩擦膻中穴1至2分鐘，每天2至3次。

功效：理氣止痛。

主治：氣喘、噎膈、胸痛、乳汁少。

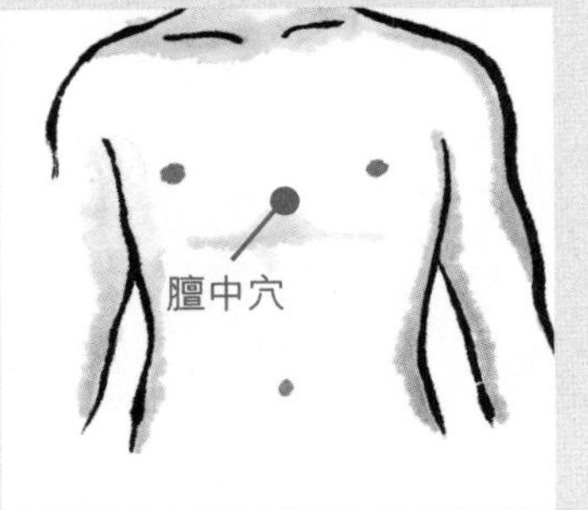

以往有些人認為曾經患過乳癌或絕經期後的女性應盡量減少大豆類食品的攝入，因為異黃酮類化合物有雌激素樣作用，因而刺激癌細胞增生及細胞癌變。但隨着「循證醫學」的發展顯示，喜愛進食豆類食品的國家，如日本及其他亞洲國家人羣的激素倚賴型乳癌發病率是較低的。這很可能是西方人士攝入的異黃酮類化合物是加工的豆製品，其異黃酮含量遠超過亞洲人進食大豆食物的含量，例如一片營養補充劑可能已經含有超過一百毫克異黃酮，而亞洲人羣攝入豆製品平均每天約四十至六十克，其中異黃酮量在六十毫克以下，因而得出錯誤的判斷。近年醫學訊息確定患過乳癌或高風險的人士可以適量攝取大豆製品。

說到植物雌激素，不期然會聯想到中藥的雌激素樣成份及其作用，特別是中醫婦科要藥當歸，有一些醫學界人士斷然提出警告，說當歸含有雌激素，不可服用，否則有可能因此患上乳癌、子宮內膜癌等婦科癌症。其實這種說法顯示對當歸，甚至其他中藥的認識是不全面的。筆者最近看過一篇由香港註冊中醫師陳雷發表名為〈植物雌激素與中醫抗癌功效〉的文章，列舉了一些含植物雌激素的中藥，包括黃蓍、黃芩、三七、柴胡、白果、麥冬、仙鶴草、蘆薈、木賊、虎杖、金錢草、魚腥草、陳皮、玄參、丹參、桑白皮、甘草、槐花、紫菀、補骨脂、蛇床子、白芷、前胡、獨活、茵陳、秦皮、五味子、連翹、牛蒡子、細辛等都有抗癌作用。文章並指出當歸其實不含類固醇雌激素，而且近代國內不少名老中醫臨床上大量使用當歸處方，治療子宮頸癌、子宮內膜癌、乳腺癌，獲得顯著的成效。

再者，中藥（包括當歸）的臨床使用，並非如西藥般只着眼於藥理研究顯示的某些有效成份，而是要根據中醫「辨證論治」的理論基礎，配合理法方藥的結合，才能發揮治療的效果。中醫師要根據病人的體質、病情寒、熱、虛、實的病理變化，作出辨證診斷，然後根據證型，開方用藥（當然還會考慮針灸或其他中醫療法）。開方時大多數會按君、臣、佐、使的原則，用不同的中藥合組成方，通過中醫既定的治法，或清或和，或攻或補等，目的是平衡病人的陰陽失調狀態，並非單純從西方藥理的角度考慮每一種藥的獨特功效。

早前中美之間展開了貿易戰的序幕，兩國劍拔弩張，貿易戰有一觸即發之勢。在雙方披露需重徵關稅的商品中，其中一種涉及的重要物品就是大豆。中國宣佈將對原產於美國的一百二十八項進口商品加徵關稅，並決定向美國大豆加徵百分之二十五關稅。不過，有人擔心中國把大豆列入加稅名單後，可能會引發國內的通貨膨脹。中國本來是全球最大的大豆生產國，但在短短的六七十年間，卻變成了最大的進口國。中國吸納了全球約六成的大豆，原因是大豆是中國人的喜愛食物之一，很多豆製食品如豆腐、豆腐花、豆漿等都是以大豆為原材料的，試想只要部份中國人每天飲一杯豆漿，就消耗了幾億杯。目前美國是全球生產大豆的第一大國，超過九成的大豆是經過基因改造的，我國一直反對基改食物，堅持不引入基改技術，但天然大豆的產量遠遠追不上國民的需求，只好透過從外國進口大豆，以補所需。除美國外，還有阿根廷、巴西等國家也生產大豆，但都是基改大豆。美國雖然生產大量大豆，但大豆並非美國人的主要食糧，除出口到別國（主要是中國）外，在國內的用途主要是製造動物飼料和工業用油。很多人相信，基改食品對人體健康會構成威脅，但到目前為止仍未有具體的數據或大型研究證據支持這方面的假設。

中國暫時尚未對美國大豆採取真正行動，否則必然會重創美國以生產大豆為主的農民及相關州份的經濟。

貿易戰結果肯定會影響民生，作為小市民，我們只能自求多福，希望大豆能發揮到平衡的作用，在這次貿易戰中扮演和平使者的角色。

【大豆薏仁湯（2人量）】

材料：大豆50克、生薏仁60克、無花果3個。

製法：將材料洗淨，把無花果切小塊，加清水8碗，用猛火煲滾後，改用細火煲1個半小時調味即成。

功效：大豆性平味甘，能健脾利濕，通便解毒；薏苡仁性微寒味甘淡，能利水滲濕，健脾除痹，排膿消癰，一般清利濕熱宜生用；無花果性平味甘，能健脾開胃，潤肺利咽，潤腸通便，消腫解毒，有抗癌防癌，緩解癌症疼痛，減輕電療、化療副作用。此湯具健脾利濕，消腫解毒功效。

【天樞穴（胃經）】

定位：在腹中部，距臍中旁開2寸。

方法：以食指及中指指腹按壓天樞穴1至2分鐘，每天2至3次。

功效：調理腸腑，升降氣機。

主治：腹脹、腸鳴、繞臍痛、便秘、月經不調。

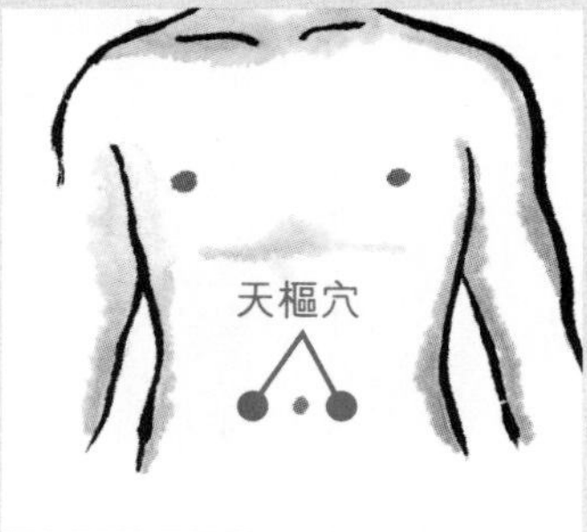

中醫角度談大豆（黃豆或黃大豆）

中醫認為大豆味甘，性平（亦有謂其性溫），有健脾益氣、補血、利水的作用，《日用本草》云：「寬中下氣，利大腸；消水脹。治腫毒。」《本草滙言》云：「煮汁飲，能潤脾燥，故消積痢。」可用於治療瘦弱體虛，疳積腹脹，癰瘡腫毒等。適合兒童和少年生長發育時食用；氣血不足、營養不良、血虛（缺鐵性貧血）人士宜食之；三高人士亦宜食；也適合癌症患者食用。

大豆除本身可供食用外，還可加工製成不同的豆製品，如豆腐、腐乾、腐竹、腐乳、豆腐花、豆漿、醬油、大豆芽等，多不勝數。這些豆製品也是中國人日常生活中不可或缺的食物。

大豆營養豐富，含大量蛋白質，每一百克乾豆含量可達四十至五十克，包括了全部人體必需的氨基酸，賴氨酸的含量特多，正好補充了穀類的不足；還含有豐富的天門冬氨酸和谷氨酸，有助加強腦細胞發育和增強記憶力，對兒童發育尤其重要，所以穀豆混合進食，是一種科學的膳食方法。大豆中含有大部份的維生素B、B1、B2、B3、B5、B6及B9（葉酸）；膽鹼和多種礦物質，並有豐富的可溶性纖維和卵磷脂，有助減少體內的膽固醇、高血壓、動脈硬化，對心臟病患者很有益處。它富含鐵質，而且容易被人體吸收，因此對發育中的兒童和缺鐵性貧血患者特別有益。它也含有植物雌激素如異黃酮類化合物，有防癌抗癌的作用。

大豆雖然有益，但較難消化，故一次不宜多食，《本草綱目》云：「多食壅氣，生痰，動嗽，令人身重，發面黃瘡疥。」

談起豆類，想起了一句有趣的諺語——「種瓜得瓜，種豆得豆。」意思相信人人都明白。表面是說種甚麼東西，就會收穫甚麼東西，實指做了甚麼事，就會得到甚麼樣的結果，顯示凡事有因果報應關係。這句話原來的說法是「種瓜得瓜，種李得李」，出自佛教的《涅槃經》。至於「種瓜得瓜，種豆得豆」，則出自明朝馮夢龍著的《古今小說》，涉及一個因果報應的故事。

話說宋高宗紹興年間，有一名進士柳宣教出任臨安（即現在的杭州）府尹。他上任第一天，當地的鄉親父老和知名人士，都前來拜見道賀，唯獨是一間水月寺的住持玉通禪師沒有到來。柳宣教非常不滿，含恨在心。不久，柳宣教想出一條毒計，他派了一名絕色女子去引誘玉通禪師，企圖毀其清譽。此計果然有效，玉通禪師受不住引誘，犯了色戒，身敗名裂。他知道原來是柳宣教設的陷阱，含恨而終。他死後，投胎柳家，成為柳宣教的女兒，名柳翠。柳翠長大後，放浪形骸，不守婦道，傳出不少風流韻事，把柳宣教氣得半死。此事被玉通禪師的好友月明和尚看在眼內，認為是玉通禪師的報復行動。他覺得玉通禪師（即柳翠）如此墮落的時間太久了，希望能點化他，於是派了年輕的法空和尚去見柳翠。有一天，柳翠在西湖遊玩後返家，侍婢告訴她有一名年輕和尚在門外化緣，而且口齒伶俐，她竟有點心動，決定見見法空。侍婢帶法空入屋後，柳翠詢問他為何到此化緣，法空回答說：「貧僧沒甚麼本事，但會解說因果之事。」柳翠問：「何為因果？」法空說：「前為因，後為果；作者為因，受者為果。如同種瓜得瓜、種豆得豆一樣，種是因，得是果。沒有播種，怎麼會有收成？好因得好果，惡因得惡果。」柳翠聽後，突然醒悟了，於是痛改前非，皈依佛門。她死後，人們均認為是活佛轉世，大加表揚。

【番茄大豆湯（2人量）】

材料：番茄200克、大豆50克、絲瓜1條（200克）。

製法：將材料洗淨，剖開番茄後切塊，絲瓜削皮切塊，加清水8碗用猛火煲滾後，改用細火煲1個半小時調味即成。

功效：番茄性微寒味甘酸，能生津止渴，健胃消食，涼血平肝，它的天然色素「番茄紅素」可有效降低前列腺癌、結腸癌、肺癌、口腔癌和胰腺癌的發病率；大豆性平味甘，能健脾利濕，通便解毒；絲瓜性涼味甘，能清熱涼血，化痰解毒，潤膚通乳，配合番茄對口腔癌有很好的防治作用。此湯具健胃消食，化痰解毒功效。

【水道穴（胃經）】

定位：在下腹部，臍下3寸，前正中線旁開2寸。

方法：以拇指指腹按壓水道穴1至2分鐘，每天2至3次。

功效：清濕熱，利膀胱，通水道。

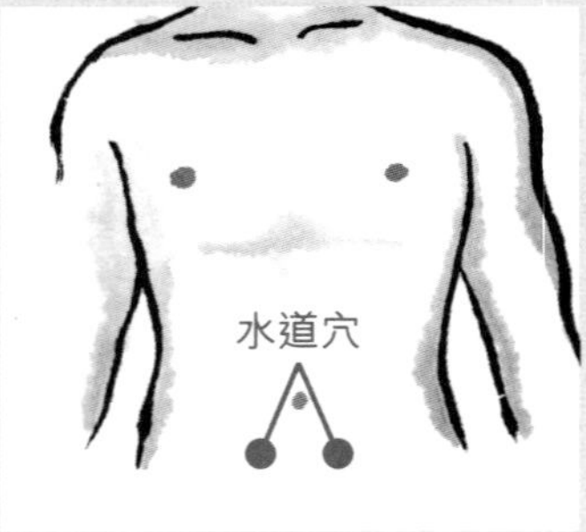

【大豆製品】

大豆製品十分多，樣樣都食孖唔孖？

眾所周知，大豆除本身可供食用，並用以搾油外，還可加工製成不少豆製品，包括我們香港人常吃的大豆芽、豆腐、腐竹（豆腐皮）、豆漿、腐乳、醬油等，本篇漫談這些食品。

豆油

大豆的種子所搾取的油，其所含的脂肪酸約有百分之十為飽和脂肪酸，其餘為不飽和脂肪酸，其中主要成份是奧米加6（Omega 6），和小量磷脂。其他成份包括甾醇、胡蘿蔔素、維生素E等。中醫文獻指出豆油味辛甘，性溫熱，有潤腸、驅蟲的功效，適合腸道梗阻、大便秘結的人士食用。

大豆芽

是大豆浸水發芽後的胚芽，所含營養成份更豐富。大豆芽味甘，性寒，有清熱、利濕和除疣的作用。在《中醫飲食營養學》一書中，記載了一條用大豆芽治療尋常疣（是一種由病毒感染引致的，在皮膚上長出的良性新生物，多數見於面部，手背等處）的小方，就是用清水把大豆芽（用發了芽有鬚根的較好，書中未提及份量，相信一人量，每次可用四至五両大豆芽，以一至二碗水煎煮）煮熟，連湯淡食（不可放鹽），每日三餐，吃飽為止，連食三天為一療程，其間不吃其他任何食物。從第四天起改為普通飲食，並可繼續以大豆芽菜佐膳。（原方出自《浙江中醫雜誌》一九六三年第二期。）

豆腐和豆腐花

一般把大豆浸水約一天左右，磨碎，濾去渣滓，放入鍋中煮沸，成為豆漿，再用鹽鹵或石膏點之，即凝成豆腐花，然後用布包裹，搾去部份水份，便成豆腐。

豆腐味甘，性涼或寒，有生津潤燥、清熱解毒（主要解硫磺和酒毒），益氣和中，和催乳的作用。可用於輔助性治療赤眼腫痛，消渴等疾病。至於和脾胃之效，是指當有胃熱或胃火時，用寒涼之豆腐去火除熱，並非臟腑虛寒、無熱無火而隨便用之，因其無溫補之效。

豆漿（豆腐漿）

製作豆漿之過程如上述，原汁濃者名豆奶，用水稀釋後為豆漿。其味甘，性平（因未加入石膏），有補虛潤燥、清熱化痰、通乳的功效，可用治虛勞咳嗽、痰熱哮喘和便秘等。豆漿屬高蛋白低膽固醇食物，研究顯示它是鹼性食品，可中和肉類、加工食品如麵包等食物的酸性，有加強消化吸收功能和預防衰老疾病的作用。還有助改善貧血、血小板減少等情況，對人體甚有益處。《本草綱目拾遺》介紹一條甜漿粥，以豆漿煮粥食（建議加適量飴糖），以補虛勞；書中另有處方用熱豆漿沖雞蛋，加白糖於五更（黎明）飲服，有止咳（熱咳）補血的功效。《經驗廣集》提出用豆漿一碗加飴糖二両，可治痰火哮喘。

記得小時候有一句童謠：「大（孤）王唔食辣椒醬，大豆芽菜炒豬腸。」這句話的出處不詳，有人推測是出自粵劇舞台，可能是伶人在台上表演時忘記了曲詞，臨時「爆肚」的說話，至於是哪個伶人就無從稽考了。亦有人提出是劇中大王和一名士兵的對話，當時大王處境不妙，可能是戰敗落難，有士兵向他報告軍情不利，大王無奈唱出這句曲詞：「哎吔吔！大王唔食辣椒醬，大豆芽菜炒豬腸。」表示身為尊貴的大王，沒有山珍海錯吃，只能吃大豆芽菜炒豬腸這種平民食物，真是「衰到貼地」了。

【乾薑豆腐花（1人量）】

材料：豆腐花1盒（超市有售）、乾薑5克、炙甘草2片、飴糖（麥芽糖）1湯匙。

製法：先將凍豆腐花蒸熱，乾薑及炙甘草以1碗清水煎15分鐘，至剩小半碗，隔去藥材後加入飴糖煮溶，倒糖漿於豆腐花上即成。

功效：豆腐花為大豆製品，性涼或寒，有生津潤燥，清熱解毒等功效；乾薑性熱味辛，能溫中散寒，回陽通脈，溫肺化飲；甘草性平味甘，健脾益氣，清熱解毒，止咳祛痰，緩急止痛，調和藥性，解毒生用，補氣緩急炙用；飴糖性溫味甘，能補中緩急，潤肺止咳，解毒。此食品利用乾薑、炙甘草和飴糖的溫熱之性，中和豆腐花之寒涼，具健脾化濕，溫肺散寒功效。

【關元穴（任脈）】

定位：仰臥位，在下腹部，前正中線上，臍下3寸。

方法：以食指及中指指腹按壓關元穴1至2分鐘，每天2至3次。

功效：培補元氣，益腎固本；有強壯作用，能加強免疫功能，為保健要穴。

主治：遺尿、遺精、小便頻數、疝氣、月經不調、帶下、不孕、產後惡露不絕、盆腔炎、蛔蟲症。

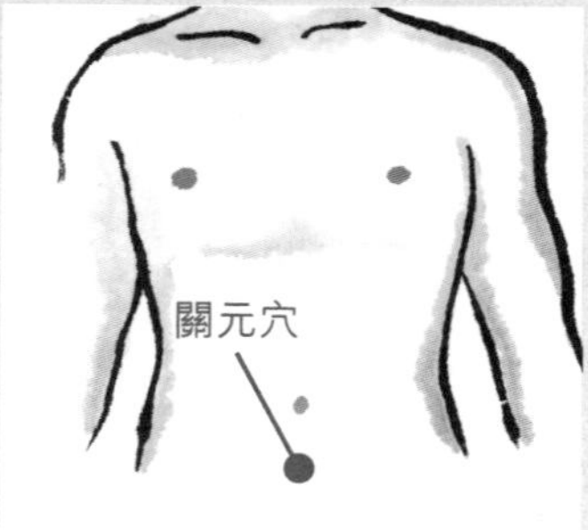

腐乳／南乳

由豆腐醃製而成，一般在香港常見的有幾種，以酒糟製者為糟腐乳（即白腐乳），加辣椒後成辣腐乳，以紅麴製者為紅腐乳（即南乳）。其實中國各地製造腐乳的配料各有不同，大致上包括大茴香、丁香、桂圓、甘草、橘皮、砂仁、豆蔻、桂皮、花椒、辣椒、甜醬、糟鹵、鹽鹵、紅糟等，由於配料和製法不同，不同地方的腐乳各有風味。廣東人多愛以白腐乳佐膳，單用之可「送」粥、「送」飯；或用來做菜如椒絲腐乳通菜、腐乳生菜等，又或者用之做配料，如食羊腩煲時用腐乳伴食，格外好味。南乳最常用於煮齋，如南乳齋煲。此外，南乳吊燒雞、南乳花生等食品也容易惹人流涎。

腐乳製作過程中經過霉菌的發酵，所含的蛋白質更易被消化，並且加強分解了大豆中妨礙礦物質吸收的「植酸」（Phytic acid），使鈣、鋅、鐵、錳、銅等礦物質的吸收率提高，且有助合成一定量的維生素B12，可預防大細胞性貧血。不過近年亦有研究的數據顯示，攝取高植酸的食物有助提高骨質密度，減少骨質流失，預防骨質疏鬆。這種對植酸作用的分歧有待更多的研究數據和臨床觀察去澄清。

腐乳味甘，性平，有養胃調中的功效。適用於病後胃口欠佳、小兒食積、厭食，有助醒脾開胃，加強胃氣，令消化功能提早恢復。《本草綱目拾遺》云：「以豆腐醃過，以酒糟或醬製者，味甘、性平。養胃調中。」

不過腐乳和南乳均為醃製食物，含鹽份及嘌呤量較高，而且其中的蛋白質氧化後含硫的化合物增加，對高血壓、心腦血管、痛風、腎病、潰瘍病有不利的影響，所以要注意只能適量而不能多吃，而且製作過程中均經過霉變，雖然大豆中硝酸鹽含量很少，不如醃菜般含量高，但仍有可能是某些癌症（如鼻咽癌、胃癌等）發生的不利因素之一，更不宜多吃。

腐竹（豆腐皮）

是豆腐漿煮沸後漿面所凝結之薄膜，其味甘、淡，性平，有清肺熱、消痰止咳、養胃和斂汗的作用。腐竹含豐富蛋白質（約為百分之四十七），對滋補身體很有幫助。腐竹的食法千變萬化，可用之包裹食物製成鮮竹卷、腐皮卷等，又可製作枝竹羊腩煲或與瓜菜一起放湯，製造素菜食品更少不了腐竹如紮蹄等，亦可用來煲白果腐竹雞蛋糖水和烹製其他美食。藥用方面，《回生集》介紹了一條治自汗小方，用一塊腐竹，以熱黑豆漿煮之同食，可天天服用。另有一條出自《劉羽儀經驗方》治冷嗽（寒咳）的小方，用乾腐竹燒灰存性為末，以熱陳酒調服，連吃四、五十張。

醬油（豉油）

醬油是由醬演變而來，醬可分為麵醬和豆醬兩大類。麵醬由小麥麵和大麥麵製成，而豆醬則由大豆、黑豆等經發酵而成，豆醬經再加工便成為醬油，又稱豉油。醬油味鹹，性寒，有除熱解毒的作用。它是調味佳品，《隨息居飲食譜》云：「調和物味，葷素皆宜。」醬油甚有營養價值，豆醬中的營養成份亦是其主要成份。孫中山先生在《建國大綱》的「飲食為證」篇中，指出醬油的價值與西方的牛肉汁無異。現節錄原文如下：

「在美國紐約一城，中國菜館多至數百家。凡美國城市，幾無一無中國菜館者。美人之嗜中國味者，舉國若狂。遂致令土人之操同業者，大生妒忌，於是造出謠言，謂中國人所用之醬油，涵（含）有毒質，傷害衛生，致『的晱他市政廳』有議禁止華人用醬油之事。後經醫學衛生家嚴為化驗，所得結果，則醬油不獨不涵（含）毒質，且多涵（含）肉精，其質與牛肉汁無異，不但無礙乎衛生，且大有益於身體，於是禁令乃止。」

醬油雖然美味，但與某些食物同樣會在唾液中轉變為可能有致癌作用的亞硝酸鹽，另外鹽份亦高，所以亦不宜多吃。

中國早在三千多年前的周朝，就已經有製醬的記載。相傳古代皇帝御用的調味料中，就包括了醬油，但最初是由鮮肉醃製。由於十分美味，漸漸流傳至民間，而民間則用較便宜的大豆做材料，亦製造出與鮮肉醃製的醬油相似的味道，後來其製法廣為流傳各地，包括日本、韓國及東南亞等國家。

【三絲腐皮卷（4人量）】

材料：腐皮6塊、紅蘿蔔半個、白蘿蔔半個、沙葛（可用馬蹄或新鮮淮山代替）半個。喜食肉者可加豬肉或雞肉。

製法：將材料洗淨，把紅蘿蔔、白蘿蔔及沙葛削皮切絲，用少許油略炒，加少許五香粉及鹽攪勻，把腐皮切塊，放入餡料捲好，隔水蒸20分鐘即成，食時隨意沾豉油或黑醋。

功效：腐皮為大豆製品，大豆性平味甘，能健脾利濕，通便解毒；紅蘿蔔性平味甘，能健脾消食，補肝明目，下氣止咳，清熱解毒；白蘿蔔性涼味辛甘，能清熱化痰，益胃消食，下氣寬中，涼血，利尿通淋；沙葛性涼味甘，能止渴除煩，通便，解酒。此食品具健脾消食，止渴除煩功效。

【內關穴（心包經）】

定位：在前臂掌側，腕橫紋正中直上2寸，兩筋之間。

方法：以拇指指腹按壓內關穴1至2分鐘，每天2至3次。

功效：清心除煩，和胃降逆止嘔。

主治：心痛、心悸、胸悶、胃痛、嘔吐、失眠、眩暈、偏頭痛、上肢痹痛。

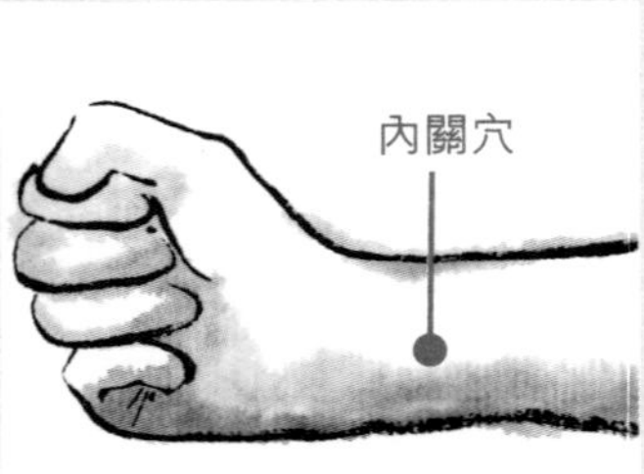

豆豉

用大豆（黑豆或黃豆）的成熟種子經黴菌或細菌的發酵作用，分解大豆蛋白質，之後再加鹽、酒等材料，經乾燥後便製成豆豉。在加工的過程中，可加入不同的配料變成可供食用或藥用的豆豉。《本草別錄》記載了古時製造豆豉的方法：「用黑豆水浸一宵，濾乾，蒸熟，攤於席上，以蒿掩覆，即生霉變，越數日，安置甕中，用桑葉上蓋，密封，再經日曬水拌，復以高熱蒸熟，即成豆豉。」豆豉有不同種類，這裏提出幾種較常見的。以黑豆為原料製成的是黑豆豉；以黃豆為原料製成的是黃豆豉；如用鹽和薑水浸製，再加椒橘、蘇葉、茴香、杏仁等作為配料者則為鹹豆豉；如先用桑葉、青蒿或紫蘇葉、麻黃煎湯與大豆拌勻，讓大豆吸盡湯液，再經蒸透，發酵（蓋以藥渣），乾燥後便成淡豆豉，多入藥用；如用黃豆水浸製而成者，香味較濃，名香豆豉。

豆豉是佐膳及調味佳品，大家最熟悉的家常小菜／美點如豉椒牛河、豉椒排骨、罐頭豆豉鯪魚、豆豉雞煲……等等，都是佐膳佳品。從中醫學角度理解，一般食用豆豉味鹹，性平，有和胃、除煩、解魚腥毒等作用。由於可解魚腥毒，所以十分適合與魚烹調，筆者最愛吃豆豉蒸鯪魚，雖然多骨，但用豆豉「吊」起鯪魚的鮮味，食後繞舌三日，美味仍在。

至於入藥，中醫主要用淡豆豉，其味辛、甘、微苦，性涼，有解表，除煩，宣發鬱熱的作用。適用於外感表證，無論風寒，風熱皆可，如為風寒感冒初起，見惡寒重，發熱輕或未發熱，無汗、頭痛、鼻塞等，可配葱白同用，如《肘後備急方》的葱豉湯。如為風熱感冒，或溫病初起，症見發熱重、惡寒輕、咽痛、頭痛口渴等，可配金銀花、連翹、薄荷、牛蒡子等同用，如大家熟悉的銀翹散。淡豆豉亦擅於去鬱熱除煩，適用於熱病煩悶，《傷寒論》中有一條梔豉湯，就是用來治療外感熱病、邪熱鬱聚胸中，以致煩熱不眠。此外《傷寒論》中還有一條瓜蒂散，含瓜蒂、赤小豆、以香豉汁送服，是催吐法，主治胸中痞硬，氣上衝咽喉兼呼吸不暢。藥理研究顯示它有微弱的發汗作用，故可解表；亦有健胃、助消化的作用，故可增進食慾。

麵豉

由大豆、米及鹽製成，其製造過程與豆豉差不多，據說麵豉的起源可追溯至公元前的中國，最後稱之為「醬」。現在我們日常除了用麵豉作為烹飪配料外，還可吃到麵醬、豆醬、豆板醬等，都是麵豉製品。日本人的味噌湯（麵豉湯），據說最早源於中國的「大豆醬」，傳到日本後，日本人研究出用獨特的釀造方法加工，成為現在的味噌。

筆者看過一個「初唐四傑」之一，傳誦千古的《藤王閣序》的作者王勃用豆豉治病的故事。話說公元六七五年，洪州都督閻大人，擇日於重陽節為慶祝完成藤王閣的重修而大宴賓客，王勃也是座上客，並於席間應邀即席揮毫寫成《藤王閣序》，閻都督及席上賓客無不拍案讚賞。翌日，閻都督再設宴答謝王勃。可能年事已高，又過於勞累，加上貪杯好飲，閻都督感受了外邪而病倒了，只覺得惡寒無汗、全身痠痛、咳喘不止、心煩不寐，家人心焦如焚，即時請來了十多位名醫為閻都督診治，最後眾醫認定要用麻黃為主藥的處方為他治療。不過，閻都督生平最忌麻黃，認為麻黃是峻藥，以自己的年紀，一定抵受不了麻黃峻猛發汗的藥性，所以拒絕飲服有麻黃的方藥，羣醫一時束手無策。

當時王勃也在場，見此情況，猛然想起一件事。原來幾天前，他在河邊遇見一位老翁在翻曬大豆，查問後，知道是用來製豆豉。老翁更帶他回家觀看製作的過程，向他展示用麻黃、辣蓼、青蒿、藿香、佩蘭、蘇葉、荷葉等中藥煎汁浸泡大豆，再經煮熟發酵，便成為豆豉，可以用來做菜佐膳。王勃試了幾粒豆豉的味道，覺得清香可口，便跟老翁買了一大包。王勃雖然不是大夫，但在長安跟名醫學過草藥，這時他覺得羣醫不能不用麻黃，但又不能用麻黃，他頓時想到從老翁處買來的豆豉，曾經用麻黃汁浸泡過，現在何不用豆豉，令閻都督間接服下麻黃呢？他立即向眾人提出己見，但大家聽後都覺得不會有效，就連閻都督本人都認為豆豉是土民小菜，不能當藥用。但王勃極力游說，他指出豆豉雖然是食材，但一試無妨，而且對身體也不會有害。最後閻都督抱着姑且一試的心態，一連三天服下豆豉，果然汗出喘止，身痛胸悶大減，並可安睡，再過幾天，便完全痊癒了。此事以後，豆豉能解表的事實，傳遍洪州，繼而大江南北，於是豆豉亦被列為一味中藥。

【淡豉玉竹湯（1人量）】

材料：淡豆豉10克、玉竹15克、浮小麥30克。

製法：將材料略沖除去塵污，加清水5碗煎45分鐘至剩1碗。

功效：淡豆豉性涼味辛甘、微苦，能解表，宣鬱除煩；玉竹性平味甘，能滋陰潤肺，養胃生津；浮小麥性涼味甘，能收斂止汗。此湯具宣鬱除煩，收斂止汗功效。如有感冒者去浮小麥，加蔥白3條，蔥白性溫味辛，能發汗解表，散寒通陽，解毒散結、殺蟲，其組成乃參考《通俗傷寒論》的加減葳蕤（即玉竹）湯，功效為滋陰解表。

【食療小貼士】

文中提到的梔豉湯，能治煩悶不眠。可用淡豆豉、炒山梔子各10克，用水煎服。淡豆豉性味功效如上述，梔子味苦性寒，有瀉火除煩、清利濕熱、清熱解毒、涼血止血等作用。與淡豆豉合用除可治虛煩不得眠外，如見臥起不安，心裏有説不出的難受，也可用之。此方對有惡寒、虛寒無火熱者不適用。

得閒食碗綠豆沙，防癌抗癌有用嗎？

綠豆又名青小豆，為豆科植物綠豆的種子，我國大部份地區均有種植。綠豆可作食材，又可入藥，屬清熱藥，它味甘，性涼（或寒），入心、胃經，有清熱解毒、利水消腫、消暑止渴的功效，可用於治療熱毒所致的皮膚感染如瘡癤癰腫、丹毒等；亦適合於暑熱煩渴，中暑時煩躁悶亂、咽乾口渴尿赤時食用；它是所有豆類中最擅解毒者，常用作解藥，包括食物、中藥、礦石、農藥、煤氣等，中毒時可磨粉以水沖服或煎綠豆湯應急解毒。《本草綱目》云：「綠豆解金石砒霜草本一切諸毒，宜連皮生研、水服。且益氣、厚腸胃、通經脈，無久服枯人之忌。」《本草求真》亦云：「服此性善解毒，故凡一切癰腫等症無不用此奏效。」至於解毒的具體方法，《衛生易簡方》建議用綠豆粉調水服以解諸藥毒；《上海常用中草藥》提出綠豆與生甘草煎服，可解烏頭毒；《本草匯言》提出用綠豆搗末，配豆腐漿或糯米泔水調服，以解金石丹火藥毒，並酒毒，煙毒、煤氣毒等病。

綠豆的營養價值很高，含豐富蛋白質（每一百克含二十二點一克），碳水化合物（四十九克），還有脂肪（零點八克，主要是磷脂），還含磷、鈣、鐵、鎂、胡蘿蔔素、維生素B1（硫胺）、B2（核黃素）、B3（煙酸）等。現代營養學研究顯示，綠豆有助降低血脂，對高血壓病和動脈粥樣硬化症有好處；能促進膽汁分泌，對肝臟有一定的保護作用。此外，亦有資料顯示它能促進生髮，構成組織，使骨骼和牙齒堅硬。不過，綠豆性偏寒涼，《本草經疏》云：「脾胃虛寒滑泄者忌之。」一平素容易腹瀉、大便溏薄的人少食為好。此外，綠豆肉多食容易有飽脹悶氣的感覺。

有關綠豆防癌抗癌的作用，現代文獻分析及報道，因為綠豆有促進胃腸蠕動的功能，阻止腸道吸收有毒物質，可以防止癌細胞形成及生長，並在實驗中發現對小老鼠的肺癌及肝癌有一定預防功效。其提取物苯丙氨酸解氨酶對小白鼠白血病及人體白血病異常細胞有抑制作用。一些傳統的清熱解毒中藥如白花蛇舌草、半枝蓮、山慈菇等均被認為有防癌抗癌的作用，可能亦是綠豆的抗癌理論基礎之一。

綠豆的種子皮也可入藥，名綠豆皮或綠豆衣，其味甘性寒，功同綠豆，但解暑之力不及綠豆，而清熱解毒功效較強，可用於治療眼病，有明目退翳的作用，可單用綠豆衣六至十二克以水煎服常飲。

以綠豆為食材最為人熟知的美食莫過於綠豆沙，平時在食肆進餐後，多數會附送一款飯後甜品，綠豆沙是常見選擇之一。在炎炎夏日，一碗冰涼的綠豆沙更是解暑妙品。綠豆沙的由來，原來有一段典故。

話說東漢末年，宦官當道，政治腐敗，加上災荒連年，民不聊生，以致天下大亂。漢靈帝時（公元一六八至一八九年），河北有一個名為「太平道」的宗教組織崛起，創始人張角，信奉道教，以符水替人治病傳教，信眾有數十萬人。公元一八四年，張角率眾起事反漢，起事者在頭上裹上黃巾為記，故稱「黃巾之亂」。據説張角懂施妖法，能夠「灑豆成兵」、「指天落雨」及令「草木瞬枯」等。其中之「灑豆成兵」，就是他在戰場上施法，灑下綠豆，大叫「綠豆……殺！」，大批綠豆兵立即湧現，殺向敵陣，非常驍勇善戰。不過，由於張角多行不義，加上當時瘟疫流行，綠豆產量大減，不足以組成大軍，而當地百姓震懾於綠豆軍的威力，決定代代不種綠豆；遇有野生綠豆，即連根拔起，把綠豆磨成粉狀，以免綠豆再度成兵害人，經過上千年的歲月，綠豆兵戰法早已失傳，反而當初被磨成粉狀，被撒於田野的綠豆沙，無意中變成了當地美食，流傳至今。

【綠豆西瓜飲（2人量）】

材料：綠豆60克、西瓜（連皮）200克、羅漢果¼個、陳皮1角。

製法：將材料洗淨，把西瓜切塊，加清水8碗煎1小時即成。

功效：綠豆性涼味甘，能解毒清熱，消暑利水；西瓜性寒味甘，能清熱解暑，除煩止渴，利小便，清肺利咽喉；羅漢果性涼味甘，能清肺止咳，潤腸通便，消腫止血；陳皮性溫味辛苦，能理氣健脾，燥濕化痰，降逆止嘔。此飲品具解毒清熱，除煩止渴功效。

【養生小貼士】

文中提到綠豆衣有一妙用，就是用來做枕頭的填充料，取其清火去熱之意，有助改善高血壓患者頭痛頭暈的症狀。陳存仁在其《食療食補全書》中提出了用綠豆衣做枕頭的方法：先將五至八斤的綠豆煲水煮爛，令豆沙下沉而豆殼浮起，然後將豆殼撈起曬乾，便可用來塞入枕芯當枕頭用，枕之睡覺，令人明目醒耳。

食飯炒礫綠豆芽，就能做到防癌嗎？

綠豆芽是綠豆經浸罨後發出的嫩芽，是佐膳佳品，爽脆可口，味極精美。除了可用作家常菜外，亦可加入炒麵、雜碎等食物中作為配菜，增加口感。《紅樓夢》第六十一回也提過一道「油鹽炒豆芽兒」的小菜，這豆芽兒就是綠豆芽；有時甚至在筵席上綠豆芽也被用來伴魚翅同食。《中醫營養學》指其味甘，性寒，有清熱、利尿、消腫的作用。《本草綱目》云：「諸豆生芽，皆腥韌不堪，惟此豆之芽，白美獨異，今人視為尋常，而古人未知者也。」不過《本草綱目》又指出：「但受濕熱鬱浥之氣，故頗發瘡動氣，與綠豆之性，稍有不同。」《食物本草》亦云：「脾胃虛寒之人，不宜久食。」

現代文獻的資料指出，除維生素B一族的含量較高外，亦有一定量的維生素K，含有各種重要的微量元素如鋅、鈣、磷、鎂、鉀及銅，纖維質較多（二點五克／杯），但熱量很低（每杯不超過六點五克），還有消化蛋白質的酶，並含較豐富的抗氧化物。它對健康的好處：

（一）綠豆所含維生素C只有百分之一至二，而綠豆在發芽過程中，維生素C會增加很多，可高達百分之三十八增加接近四十倍。除此之外，其維生素A亦較綠豆增加了約兩倍，而各種維生素B更增加了約三十多倍。（資料來自陳存仁《食療食補全書》所載，由前上海雷士德研究院出版的英文本《上海食品》中記述的研究成果。）

（二）減低焦慮及精神壓力（維生素C、鋅、鎂）。

（三）增強免疫功能（抗氧化物質、鐵）。

（四）能消除堆積於血管壁上的脂肪和膽固醇，和抑制鈣沉積於血管壁，有助防止心腦血管病變。

（五）促進消化功能（B族複合維生素）。

（六）增進骨質密度（維生素K、鎂、磷）。

（七）降低血液脂肪（纖維質、維生素B6、葉酸）。

（八）升高白血球（葉酸、維生素B6）。

（九）促進皮膚健康（抗氧化物質，清除自由基）。

至於綠豆芽防癌抗癌的機理，相信與綠豆差不多，主要是它含豐富膳食纖維，可加強腸的蠕動，改善便秘，減少毒素的吸收，有助防止消化道癌症包括食道癌、胃癌、大腸和直腸癌等。

談到綠豆，想起近年一個「成也綠豆，敗也綠豆」的故事，主角是國內一名被稱為「綠豆神醫」的張悟本。

話說約十年前，國內的綠豆價格突然瘋狂飆升，日日都是海鮮價。除了產量減少，市場調節等因素外，原來還跟張悟本有關。他在國內行醫，自稱是「衛生部首批高級營養專家」、「中華中醫藥學會健康分會理事」、「中國中醫科學院中醫藥科技合作中心研究員」（後來證實這些都是虛構的銜頭），並創立「悟本堂」（後來證實是並未在衛生部登記註冊的中醫診所，連他自己在內全無合資格的中醫師）。不過，他口才了得，能言善辯，並且能輕易捕捉群眾心理，心知一般市民對中醫養生食療知識貧乏而渴求，便到處進行公開演講，並在電視節目上談論養生食療之道，鼓其如簧之舌，極盡煽動之能事。加上有一班職業團隊精心策劃吹捧配合，令他聲名大噪，不久便被捧成「神醫」。

成名後，他出版了一本名為《把吃出來的病吃回來》，人們爭相搶購，很快便成為最暢銷的書。他最為人所知的主張是「喝綠豆湯可治百病」，建議人們多吃生泥鰍以去虛火，不要喝酸奶，並認為多吃鹽也不會影響血壓等主張，有些人們盲目相信其似是而非的言論，尤其是「綠豆治百病的理論」，於是在短時間內綠豆的銷量激增，一夜之間成為人們搶購的對象，情況接近失控。

由於綠豆瘋狂漲價，甚至影響市場平衡和民生，加上張悟本的謬論過份吹噓，引起一些專家和有關部門的關注，最後國家農業部發現綠豆引起的社會和市場問題竟然與張悟本有重大關係，並查證他的所有資歷都是虛構的，最終把他依法查辦，遏止了一場「綠豆」風暴。

張悟本捕捉了一般市民的心理，把一些幾乎人人都懂的道理加以包裝和神化，被追捧成神醫。一般市民對醫藥衛生的認識不足，對一些與健康相關的知識可能較為貧乏，很容易受一些人云亦云、道聽途說，或所謂「專家」的言論影響，而被誤導及盲目相信，到頭來自己和家人的健康反而受損。

【銀芽五色小炒（2至3人量）】

材料：銀芽（綠豆芽）60克、紅蘿蔔¼個、黃椒1個、沙葛半個、雲耳30克。

製法：將材料洗淨，把紅蘿蔔及沙葛削皮，與黃椒一起切絲，雲耳用水浸發後除去未發開部份，用少許油把材料炒熟後，加鹽調味即成。

功效：綠豆芽性涼味甘，能清熱，利尿，除濕，消腫；紅蘿蔔性平味甘，能健脾消食，補肝明目，下氣止咳，清熱解毒；黃椒（辣椒）性熱味辛，能溫中散寒，開胃進食；沙葛性涼味甘，能止渴除煩，通便，解酒；雲耳性平味甘，能滋陰潤肺養胃，涼血止血。此小菜具清熱去濕，健脾消食，止渴除煩功效。

【銀芽冬瓜瑤柱羹（4人量）】

材料：銀芽（綠豆芽）60克、冬瓜200克、江瑤柱60克、香菇（冬菇）4隻、生薑3片。

製法：將材料洗淨，冬瓜去皮後切粒，冬瓜皮留用，江瑤柱及香菇用清水浸發，香菇切絲，以清水8碗先將冬瓜皮煲30分鐘，隔去冬瓜皮後，放入冬瓜粒、江瑤柱及香菇煲至熟爛，加入銀芽煲5分鐘，調味即成。

功效：綠豆芽性涼味甘，能清熱，利尿，除濕，消腫；冬瓜性微寒味甘淡，能清熱祛暑，除煩止渴，解毒，利水消腫；江瑤柱性平味鹹，能補肝腎，益精髓，活血散結，調中消食；冬菇性平味甘，能補肝腎，健脾胃，安神益智；生薑性微溫味辛，能發汗解表，溫中止嘔，解毒。此羹具清熱祛暑，健胃消食，去濕消腫功效。

【食療小貼士】

有研究報道，綠豆適量（三十至六十克）浸泡後煮沸，以沸湯沖雞蛋飲服，每天早晚各一次，治療復發性口瘡（生痱滋）七十例，全部治癒（《新中醫》，七：十七，一九八九）。

【材料三】

漿果

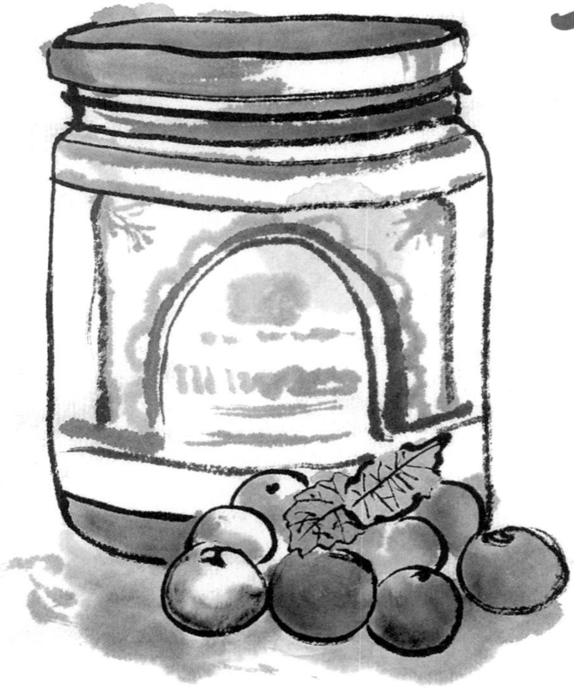

色鮮味美品種多，抗癌妙品話漿果

在「英文蔬果書」的抗癌篇中，列舉了十多種漿果，包括黑莓（blackberry）、藍莓（blueberry）、博伊森莓／雜交草莓（boysenberry）、蔓越莓（cranberry）、黑加侖（currants）、無刺小黑莓／懸鈎子（dewberry）、接骨木果／藍果（elderberry）、鵝莓／醋栗（gooseberry）、山楂漿果（hawthorn berry）、越橘（huckleberry）、杜松子（juniper berry）、楊莓（loganberry）、olallieberry（未見有中文名稱）、桑椹（mulberry）、覆盆子（raspberry）、玫瑰果（rosehips）、美洲木樹莓（salmonberry）、草莓（strawberry）、糙莓（thimbleberry）等，合共接近二十個品種。

漿果顏色鮮豔、香氣芬芳、口感精緻、味道可口，食後齒頰留香，而且營養豐富。總的來說，漿果可以抑制損傷身體的自由基及對抗炎症、改善微小血管的內皮細胞功能、含較多的可溶性及不可溶性膳食纖維、改善機體對胰島素的利用，調節血糖。漿果對身體的其他好處簡列如下：

（一）漿果都有恢復心臟活力和淨化／活化血液的作用。有大型研究顯示漿果含鉀量較高，但每天多吃新鮮漿果，能降低中風的風險達百分之四十。

（二）能預防和控制癌症，尤以膀胱和大腸癌，漿果是有效的清潔劑，能刺激兩者排毒，包括重金屬、有害物質和脂肪。

（三）大部份漿果都有不同程度的抗病毒作用，例如研究顯示草莓提取物對脊髓灰質炎病毒（poliovirus，可引發小兒麻痹症）有抑制作用；其他漿果如覆盆子、藍莓、蔓越莓，能有效抑制一些腸道病毒，包括疱疹病毒。

（四）有助清理皮膚，改善膚色。減少自由基損害皮膚，阻止分解膠原蛋白。

（五）含豐富具抗氧化／抗癌作用的多酚類物質如鞣花酸、花青素和原花青素等。

在這裏簡介這些物質防癌抗癌的機理。

（一）花青素（anthocyanidin）

花青素是最強的抗氧化劑之一，可預防多種慢性病，包括癌症。花青素屬多酚類物質，它令很多蔬菜和水果產生鮮豔的顏色，包括紅色、粉紅色、紫色、橙色和藍色等。漿果有不同的顏色，就是源於花青素，例如藍莓的深藍色／紫色，草莓的鮮紅色等。花青素的特強抗氧化能力能夠抑制DNA的變異和癌細胞的生長，並可誘導癌細胞的正常凋亡，從而發揮防癌抗癌的作用。同時，有研究亦發現草莓中存在一種名為花翠素（delphinidin）的花青素，能夠抑制血管內皮生長因子（vascular endothelial growth factor, VEGF）受體的活性，這些受體能促使新生血管的生成，有利癌細胞的生長，花翠素通過抑制VEGF受體而發揮防癌抗癌作用。最新的研究發現花青素能增加抗癌酶SIRT6（sirtuin 6）的功能，能調節及控制細胞基因使它不易突變，從而控制癌細胞生長。

當然不同的漿果還有很多好處，一連幾篇將會選取幾個兼具中、西藥效價值，特別是在防癌抗癌方面有證據顯示有效的品種，加以討論。

說起漿果，筆者早年接觸不多，主要是家貧，無機會亦無能力享受一些較昂貴的水果，例如草莓、藍莓等漿果，因此認識很少，甚至覺得只是有錢人才可以享受到的東西。不過，在眾多漿果中，我比較喜歡黑加侖的味道，於此我記得少年時與黑加侖有關的一件往事，可以說是筆者人生的一次磨練。猶記得中學三年班的暑假，當時應是十五歲左右，我向人借了一張成人身份證（當時是一種非常普遍的做法），經介紹到觀塘一間織布廠做暑期工，當夜班工人，工作時間是晚上十時至明早六時，職責是為七至八台織布機「擺梭」。工廠內擺滿數十台織布機，每台大約八至十尺長，幾尺濶。每一台織布機旁有一個梭架，橫放着好像是七至八隻捲滿棉紗的梭，每隻梭大約一尺長，兩端尖，鑲了金屬，棉紗就捲在木梭中間的金屬條中。當織布機開動時，除了會發出隆隆巨響，梭子亦會在織布機中快速來回穿插，梭中的棉紗就會自動組合成布，當一隻梭的棉線用完時，梭子會自動跌至另一個梭架，另一隻捲滿棉線的梭便會自動拍入織布機中，繼續供線織布，過程不會中斷。我的職責就是要不斷把捲滿棉線的梭放入梭架中，不能讓機器停頓，否則就要勞煩領班重新啟動機器，避不過便要受罵。（待續）

（二）原花青素（Proanthocyanidins）

這種物質由數量不同的兒茶素結合而成，其化學成份主要為生物類黃酮（bioflavonoids）和多酚類（polyphenolics）。它存在於各植物中，特別是種子、花果和樹皮中，含量豐富，是植物的一種色素成份。不同食物含有的原花青素的量不同，最高是肉桂（8108 毫克／100 克），其次是可可（1373）、跟着是紅豆（563）、蔓越莓（418）、藍莓（329）、草莓（145）、蘋果連皮

（128）等。由於肉桂和可可不能大量進食，因此蔓越莓（不是汁，因為汁只含13毫克／100克）和藍莓便是提供原花青素的主要食物來源。原花青素能夠和唾液中的蛋白質結合，因而產生澀味。

原花青素具有很強的抗氧化功能，同時亦有較強的抗血管生成的作用，因而能發揮抗癌的作用。有研究顯示，原花青素能夠顯著抑制在實驗室中分離出的結腸癌細胞的生長。進食大量原花青素的人士，其腸癌、胃癌和前列腺癌的發病率較低，亦能減少人體雌激素的合成，及細胞受體與雌激素結合，減低雌激素在人體過多時促進癌細胞生長的反應，對預防乳癌等會有幫助。研究顯示從藍莓中提取的原花青素可以對抗丙型肝炎病毒，抑制其複製，從而減少肝癌發生的機會。

當然，原花青素對人體還有很多其他好處，包括改善血液循環、保護心臟、保護視力、消除水腫、滋潤皮膚、降低血液中膽固醇、抗過敏、抗炎症、改善靜脈曲張、改善大腦功能和舒緩經前綜合症等，不過本篇着眼於其抗癌作用而不詳細論述。

（三）鞣花酸（Ellagic acid）

是存在於很多水果（特別是漿果如黑莓、覆盆子、草莓、蔓越莓等，其他水果如石榴、枸杞子、核桃含量也很高）和蔬菜中的多酚類物質，也像花青素和原花青素一樣，有較強的抗氧化功能和抗血管增生的能力，間接加強抗癌能力。

有研究發現，鞣花酸能抑制致癌物質的活性，不讓其轉化為具有細胞毒性的物質而與DNA結合，保護細胞不易被誘發產生癌變。研究顯示，多食草莓或覆盆子能明顯抑制一種強力的致癌物質NMBA（N-nitrosomethylbenzylamine）的作用，從而減少食管癌的發生。同時，鞣花酸亦能激活細胞的自我防禦機制，不受致癌物質的攻擊。再者，鞣花酸能有效抑制刺激有利癌細胞血管新生的蛋白質 VEGF 和 PDGF（platelet-derived growth factor，血小板衍生生長因子），干擾了腫瘤血管網絡的形成，從而減少癌症發生的機會。

再說回擺梭。我每晚十時便要開工，八個小時內要不斷圍着七、八台織布機巡視，遇有空梭就要拿走，並補充新梭。記得當時的工作環境很惡劣，天氣熱，沒有空調，只有風扇；當幾十台織布機一起開動時，聲浪極大，尤其是每一隻梭的紗線用完後，跌進空架時，會發出啪的一聲巨響，令人心驚膽跳，有時空梭會跌出架外，如果不小心被其打中，有可能會受傷，因而使人步步驚心。如此的工作環境，加上通宵八小時毫無休息（記不清楚是否有一次小休）的工作，身心極度疲累。猶記得有一晚，我身體不舒服，勉強上班，開工不久，我實在太累了，支持不住，竟然躺在地上睡着了。直至由我負責擺梭的所有織布機都用完紗線，停止了運作，才被領班喝醒，大罵了一頓，最後被調往另一個環境更惡劣的部門，做「打紗」的工作。當時每晚的工資只得港幣六元，每週工作七天，並無休息，白天又睡得不好，雖然正值發育時期，但卻骨瘦如柴，並且因而患了肺癆而不自知，幸好日後自癒了，但呼吸系統已變得脆弱，為日後幾十年反覆發作的氣管炎咳嗽埋下伏線。

回想當年做暑期工期間，我每天最大的享受，就是每晚開工前，用幾毫子買一枝帶黑加侖味的寶利提子汁汽水，和一個填滿了白色奶油的牛角酥，飲飽食夠便開工，一方面滿足了口腹的需要，而且是用了自己憑勞力換來的一點兒享受，那份滿足感實在難以言喻！

這是筆者早年人生中的一次磨練，可算有苦有樂，捱過了這段歲月，雖然對健康造成了一定的影響，但在刻苦的意志上，卻令我變得堅強。往後每當遇到不如意的事或難關，我只要想起那種寶利提子汽水的黑加侖味，混合着嫩滑香甜的奶油感覺，我便會咬緊牙關，迎難而上。

熟透的黑加侖呈紫黑色，雖然味道比較酸澀，但可製成果醬食用。從中醫角度看，黑色的食物入腎，可補腎，而「腎主骨生髓，髓生血，……髮為血之餘」；腎又「主腦髓」、「靈機記性在腦」，因此，多食黑加侖或其製品，應有補腎、補血、護髮及防止腦退化性疾病的功效。

【小貼士】

故事中提到的黑加侖原來有很多好處，有抗炎、抗氧化、抗菌、抗癌的作用。它有很強的防腐殺菌劑（antiseptic），可以用來治療一些疾病包括念珠菌感染、百日咳、皮膚病及抑制胃幽門螺旋菌，近年發現可用於治療心血管疾病、腦神經退化性疾病及抑鬱症。

【小貼士】

黑莓能夠有效調節腸胃功能。「英文蔬果書」提到一個病例，一名六個月大的女嬰患腹瀉，服了西藥未見效，女嬰的外祖母用一茶匙多香果粉（allspice，又名牙買加胡椒）放入一個棉布袋，再放入一碗接近煮沸的無加糖的黑莓汁內幾分鐘，然後即時冷凍，每隔四小時餵一茶匙黑莓汁給女嬰服食，在二十四小時內腹瀉止住了。之後女嬰的家人有腹瀉時也用這方法治好。大家有輕微腹瀉的問題時不妨試試。當然，如果情況不受控制或轉壞，最好立即求醫。

【桑椹】

桑椹（mulberry）是桑科植物桑的穗狀果實，未成熟時呈青色或紅色，成熟後變成紫黑色，酸甜多汁，越成熟者甜味越高，十分好吃。桑椹既可供人食用，又可入藥，因而被稱為「民間聖果」。

桑椹的營養價值相當高，含有葡萄糖、蔗糖、鞣酸、琥珀酸、蘋果酸、檸檬酸、維生素A、B1、B2、C、鐵、鈉、鈣、鎂、磷、硒、胡蘿蔔素、微量蛋白質和多元不飽和脂肪酸、蘆丁、花青素、白藜、蘆醇等。藥理研究顯示，桑椹能促進淋巴細胞轉化，提高淋巴細胞數量及質量，升高免疫球蛋白，對體液免疫系統的功能亦有促進作用。亦有間接防癌抗癌作用。

桑椹屬中醫的補陰藥（亦有被界定為補血藥），味甘酸，性寒，入肝腎經，有滋陰養血、補益肝腎、生津潤燥的功效，臨床上適用於下列範疇：

（一）治療肝腎陰虛證，常見症狀包括腰膝痠軟、耳聾耳鳴、鬚髮早白、眩暈目暗、失眠多夢等。《本草綱目》云：「強陰，健腰膝，變白髮，明目。」《本草備要》云：「益肝腎，安五臟，強腰膝，明耳目，烏鬚髮，補風虛，除百病。」《滇南本草》亦云：「桑椹益腎而固精，久服黑髮明目。」

（二）由於桑椹有生津止渴，潤腸通便的功效，故可用於治療津枯引起之口渴、腸燥便秘。

國醫大師陳存仁在其《食療食補全書》中列舉了桑椹的其他幾個好處，除了治便秘外，還有下列兩點：

（一）治胃弱。由於缺乏胃液，影響消化，時覺飲食無味，進食後即有脹滯飽滿感，噯氣噁心，口苦口臭等。這些症狀反映胃部的消化和排空能力減弱，久而久之，身體會消瘦。陳國醫建議每天把約十粒的桑椹蒸熟進食，可以促進胃液分泌，增進食慾。

（二）治骨痛。用桑椹汁與曲米釀的酒名桑椹酒，市場有售，能治風濕關節痛，及舒緩四肢麻痹或局部關節組織疼痛。

此外，常食桑椹，令人安神易眠，鬚髮不白，耳聰目明，延年不老。

桑椹能滑腸，故平素大便溏薄，脾虛易腹瀉者不宜多食。因含有溶血性過敏物質及透明質酸，過量時易敏感體質的人，可能引起出血性腸炎。小兒不宜大量進食，曾有報道小兒大量進食桑椹後會出現噁心、嘔吐、腹痛腹瀉等中毒症狀。未成熟的桑椹不宜食，因含較多的鞣酸，可能會阻礙鐵和鈣的吸收。

中國人重視孝道，百行以孝為先。本篇所說的「蔡順拾椹」的故事，典出《二十四孝》的第十一則故事。話說西漢末年有一名孝子名蔡順，年幼喪父，與母親相依為命，事母至孝。當時正值王莽篡漢，天下大亂，饑荒連年，民不聊生。蔡順家貧，無以供養母親，只好到野外採拾桑樹的果實（即桑椹），帶回家給母親和自己作為食糧充飢。他每次拾桑椹都帶着兩個籃子，一個盛載黑色的成熟桑椹，另一個則盛載紅色的未成熟桑椹。有一次，他埋首拾桑椹時遇到了一班「赤眉賊」，賊人把他攔住，並且問他為何要帶兩個籃子拾桑椹，他回答說：「黑色的已經成熟了，比較甜，是給母親吃的；紅色的還未成熟，味酸而不甜，是給自己吃的。」賊人被他的孝心感動，竟產生了憐惜之心，把一些牛肉和米送給他，但他拒而不受。

後來蔡順的母親死了，還未安葬，棺木仍放在家中，豈料住處的巷里發生火災，火勢蔓延，直逼他的家居。蔡順抱着母親的棺木大哭，說也奇怪，大火繞過他的房子，燒往另外的地方，他的家沒有被火燒到。蔡順的母親平生最怕打雷，蔡順把母親殮葬後，每遇雷響，他必定繞着母親的墳哭泣，呼喚母親，以免母親受到驚嚇。

古人的孝行，常有感動上天的事蹟，蔡順的故事真有發人深省之處。當今之世，又有多少為人子女者，能及蔡順孝心的十之一二呢？希望尚有父母在堂者，多吃未成熟帶酸味的桑椹，以激發自己的孝心（一笑）！

【桑椹紅棗大菜糕】

材料：桑椹50克、紅棗（去核）5枚、大菜5克、冰糖50克。

製法：將桑椹及紅棗洗淨，把紅棗切絲，用清水500毫升將桑椹及紅棗煮15分鐘，加入大菜及冰糖邊煮邊攪拌至完全溶化，倒入果凍模型中待涼，然後放入雪櫃中冷凍至凝結便成。

功效：桑椹性寒味甘，能滋陰補血，生津潤腸，久服黑髮明目，清虛火而安神；紅棗性平味甘，能補中益氣，養血安神；大菜性涼味甘，能退火氣，消暑；冰糖性平味甘，能補中益氣，和胃潤肺。此甜品具滋陰補血，清熱消暑功效。

【小貼士】

桑椹有鎮咳的作用。中醫養生專家楊力教授在其《本草綱目飲食與養生》一書中指出，人們如果患了呼吸道傳播的疾病，特別是春天，很容易咳嗽不止，咽喉乾癢少痰。可以用二両桑椹，煎水飲服（大概是二至三碗水煎剩一碗），連續飲服幾天，咳嗽便會止住。當然，如果咳嗽持續不止，特別是痰多，甚至帶黃色時，便應盡快求醫。

【覆盆子】

覆盆子（raspberry）又名紅樹莓、懸鈎子、樹梅、野莓等，為薔薇科植物懸鈎子屬的灌木型果樹，其果實是一種聚合果，有紅色、紫色和黑色。在《抗癌食物百科》一書中的資料顯示，「覆盆子」的名字源於拉丁文「raspis」，意思是一種「甘甜的玫瑰色的酒」。在希臘神話中，眾神十分喜歡覆盆子的味道，而眾神之神宙斯更對它寵愛有加。傳說他在孩嬰時期時常啼哭，而負責照顧他的仙女艾達踏遍整個克里特島，在荊棘林中找尋覆盆子，採摘給宙斯吃。有一次，艾達在採摘覆盆子的時候被荊棘刺傷了乳房，鮮紅色的血流到了原來是白色的覆盆子上，令這些果實立刻變成了鮮紅色。這傳說令人們相信艾達山是覆盆子唯一的生長地方，不過生物學家發現覆盆子可能發源於東亞山區而非希臘，在中國亦大量分佈，但他們仍稱覆盆子為 Rubus idaeus 或艾達的荊棘，以保留上述的美麗傳說。

紅色覆盆子可以在春季或較寒冷冬季收成，但以後者的果實較甜。在不同的品種中，紅色的覆盆子柔軟多汁，且含較少種子核，比黑色或紫色的更美味，而且香味濃郁，色澤光亮。覆盆子糖量高達百分之十以上，亦含有各種果酸類和豐富的維生素、不飽和脂肪酸，並有多種微量元素，包括鉀、鋅、鐵、銅、錳等，對人體十分有益，所以有「黃金水果」、「貴族水果」和「第三代水果」等美譽。

藥用覆盆子所含的有效成份與食用覆盆子相似，一些活性成份能提高性神經的興奮性，增加其血流量，促進前列腺素分泌，有助改善男性勃起功能障礙和性冷感的情況；其抗氧化成份能減少自由基對大腦的損害，因而有健腦益智的功效；所含的黃酮類物質有抗菌消炎的功效，如抑制葡萄球菌及霍亂弧菌；

抗過敏和改善血液循環的功效，特別對皮膚有營養和保護作用。總的來說，覆盆子有抗衰老的效果，《名醫別錄》云：「益氣輕身，令髮不白。」此外，它富含的花青素和鞣花酸等成份有助防治癌症。近期德國研究覆盆子的抗氧化物在視網膜中最強，可以防治眼的疾病如黃斑退化。不過，由於它有縮尿作用，小便短澀不利者忌服；它有較強的壯陽作用，因而陽強易舉者亦不宜服用。

覆盆子有藥食兩用的功能，中醫用之入藥。不過，從文獻資料所見，作為漿果食用的覆盆子，其品種為 Rubus idaeus、R. crataegifolius、R. occidentalis（拉丁文名稱），而中藥覆盆子的名字為 Rubus chingii Hu，相信是同屬而不同種的植物。藥用覆盆子為薔薇科植物懸鈎子屬掌葉覆盆子（或華東覆盆子）的未成熟果實，屬中醫的收（固）澀藥。其味甘酸，性微溫，有補益肝腎、固精縮尿，和明目的功效，臨床用治腎虛引致之陽痿、遺精早洩、遺尿、尿後餘滴、不孕等；亦可用治肝腎陰虛所致之目暗不明、視物昏花。《本草備要》云：「益腎臟而固精，補肝虛而明目，起陽痿，縮小便。」

中藥覆盆子名字的來源，原來也有點趣味性。話說宋代本草藥物學家寇宗奭，在其《本草衍義》一書中云：「《（覆盆子）益腎臟，縮小便，服之當覆其溺器，如此取名也。》」清朝名醫張山雷在其《本草正義》中亦云：「覆盆，為滋養真陰之藥，味帶微酸，能收攝耗散之陰氣而生津液，故寇宗奭謂益腎縮小便，服之當覆其溺器，語雖附會，尚為有理。」以前中國男子晚上睡覺時床邊多放一夜壺（現時俗稱鴨仔），以便晚上有夜尿時方便用來盛載小便，毋須跑到廁所解決。上述資料顯示男士服用了覆盆子後，根本沒有了夜尿，故此不用再使用夜壺，便索性把其覆轉，此乃覆盆子名字的由來。據聞古代朝鮮的傳說更誇張，由於從前朝鮮的廁所並非設在住屋內，因此在晚上天氣寒冷和黑暗時上廁所小解並不方便，於是就在睡房內放一尿桶以方便晚上排尿。據說男士吃了樹莓（即覆盆子）後，小解時力度強勁，甚至尿勁過猛而使尿桶翻轉，覆盆子之名便由此而來。

【三子甜湯（2人量）】

材料：覆盆子20克、蓮子30克、杞子10克（後下）、桂圓肉10克、冰糖30克。

製法：將材料洗淨（冰糖除外），以6碗清水將覆盆子、蓮子及桂圓肉煲至稔軟，加入杞子及冰糖，待冰糖煮溶後即成。

功效：覆盆子性溫味甘酸，能補益肝腎，固精縮尿，明目；蓮子性平味甘澀，能養心安神，益腎固澀，健脾止瀉；杞子性平味甘，能補腎益精，養肝明目；桂圓肉性溫味甘，能補心安神，養血益脾；冰糖性平味甘，能補中益氣，和胃潤肺。本甜湯具補腎益精，養肝明目功效。

【小貼士】

覆盆子有固精縮尿的功效，如果夜尿頻數，特別是長者，可用15克覆盆子焙乾研末用水沖服，每天 1 次，晚飯後飲用；或用覆盆子、山茱萸、芡實各15克、益智仁及雞內金各10克，用3至4碗水煎剩大半碗，晚飯後服，有望減少夜尿次數。

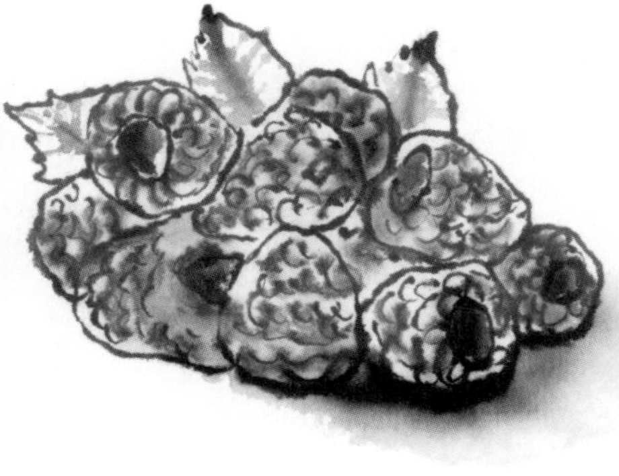

【楊梅】

楊梅（waxberry、Chinese treeberry、Chinese bayberry、Red bayberry、bayberry 等）又名珠紅、聖僧梅、樹梅，在「英文蔬果書」中沒有提及，但一些中醫食療書中有介紹，而且營養豐富，因此在此論述。

《本草綱目》云：「其形如水楊子而味似梅，故名。」楊梅是楊梅科楊梅屬灌木植物，是溫帶／亞熱帶水果，其味甘溫，性酸，有生津解渴，和胃消食和止瀉的功效，《本草綱目》云：「生津、止渴、和五臟，能滌胃腸，除煩潰惡氣。燒成灰服，斷下痢。鹽藏而服，去痰止嘔吐，消食下酒。常含一枚咽汁，利五臟下氣。」《食療本草》云：「楊梅止渴，清滌腸胃，治下痢不止。」《現代實用中藥》云：「治口腔咽喉炎症。」《中國藥植圖鑒》云：「對心胃氣痛及霍亂有效。」

楊梅營養成份包括蘋果酸、乳酸、草酸、檸檬酸等有機酸，有助開胃生津、消食解暑；這些果酸可增加體內糖的代謝及降低脂肪，有助消脂減肥，適合肥胖人士食用。楊梅含豐富維生素C，其強力抗氧化功能有助防止自由基和致癌物質對身體引致的損害，因此有防癌作用，亦適合癌症患者及經化療、電療的病人食用。它含豐富的纖維素，能促進腸道蠕動，因此適合有習慣性便秘的人士食用，同時有助防止腸癌的發生，亦能降低血壓及不良膽固醇，保護心、腦血管健康，抵抗體內炎症反應，增強免疫功能及血管彈性及韌性，預防白內障及老年性眼疾。

不過，楊梅性偏溫，故有陰虛失眠、血熱、牙痛、胃酸過多等人士不應多食。《隨息居飲食譜》云：「多食動血，諸病挾熱者忌之。」《本草從新》云：「多食發瘡致痰。」

話說中國春秋時期，吳、越兩國開戰，後來吳王夫差打敗越王勾踐，並把其押送到吳國做奴隸。勾踐忍辱負重侍候吳王三年後，被送回國，他經歷臥薪嘗膽之磨練，並在大夫文種和范蠡的協助下，最後一舉殲滅吳國。

越王滅吳之後，對臣子論功行賞，范蠡居功至偉，被封為「上將軍」。但范蠡深明「兔死狗烹，鳥盡弓藏」之險，決定隱居山野，不問朝政，並帶着愛人西施悄悄離開都城，開始隱居的生活。他倆攀山涉水，最後來到會稽山中，並決定在該地定居。兩人在杳無人煙的山野着手搭建家園，當然苦不堪言。由於未及開墾耕種，缺乏糧食，只得在山上採摘野果充飢。當時正值初夏，大部份野果未成熟，酸澀難食。他倆驟嚐此苦，真不是味兒，尤其是西施更覺苦不堪言。范蠡看在眼中，心中痛苦難當。為了不想愛人受苦，他拚命地撥開荊棘雜草，找尋果樹，並用雙手緊緊握着果樹瘋狂搖動，想把成熟的果實搖落到地上，直搖得雙手流血，並把樹上跌下來的果實染成血紅色。西施看到這情景，心如刀割，失聲痛哭，一滴滴的眼淚滴到被鮮血染紅的果實上。說也奇怪，可能上蒼被他倆的愛情感動了，染了血的果實突然變得晶瑩飽滿，色澤亮麗。他們立即拾取放入口中咀嚼，頓覺得香甜多汁。之後，他們把果核埋在土壤，種出果樹，相傳這些果實就是楊梅。

【楊梅拌涼粉（2人量）】

材料：楊梅50克、藍莓20克、草莓100克、涼粉50克、低糖乳酪1杯（約250毫升）。

製法：將材料洗淨（乳酪除外），用淡鹽水浸泡草莓10分鐘，把草莓及涼粉切粒，把所有材料拌勻即成。

功效：楊梅性溫味甘酸，能生津解渴，開胃消食，止痢；藍莓能提升免疫力，維護視力，改善便秘；草莓性涼味酸，能潤肺生津，清熱涼血，健脾解酒；涼粉性寒味甘澀，能清暑，解渴，除熱毒；乳酪可降低膽固醇，預防便秘。本甜品具生津解渴，改善便秘功效。

【楊梅桂花馬蹄露（2人量）】

材料：楊梅50克、桂花1湯匙、馬蹄60克、馬蹄粉1湯匙、冰糖50克。

製法：將馬蹄洗淨去皮切粒，馬蹄粉以2湯匙涼開水拌勻備用，以4碗清水將楊梅及馬蹄煮15分鐘，加入桂花及冰糖，待冰糖煮溶後，將調勻的馬蹄粉水逐少倒入鍋內，並不斷地攪拌即成。

功效：楊梅性溫味甘酸，能生津解渴，開胃消食，止痢；桂花性溫味辛，能化痰，散瘀，溫中散寒，暖胃止痛；馬蹄（荸薺）性寒味甘，能清熱生津，化痰，涼血，消積，明目；冰糖性平味甘，能補中益氣，和胃潤肺。本甜湯具生津解渴，和胃潤肺功效。

【小貼士】

國醫大師陳存仁在其《食療食補全書》中指出楊梅可治頭痛。如患肝陽上亢（高血壓病的一種證型）的頭痛，可用幾顆楊梅，加一錢薄荷，與適量龍井茶葉一同煲水飲服，對於較輕微的頭痛，飲服後可舒緩。《綱目》亦記載用楊梅為末，以少許搐鼻取嚏，可治頭痛不止。

【草莓】

相信人人都食過草莓（strawberry），成熟的草莓，鮮紅色香，美味多汁，十分好吃；其獨特的味道作為食品如雪糕、蛋糕的佐料或添加劑，也很受歡迎；美國人更喜歡在麵包上塗上草莓果醬，因此草莓早有「水果皇后」的美譽。事實上，很多加工食品都有草莓或草莓味道。中醫文獻有關草莓的資料不多，有說北魏《齊民要術》記載：「莓，草果，亦可食。」明朝李時珍的《本草綱目》也有關於類似草莓的記載：「此物就地引蔓，節節生根，每枝三葉，葉有齒刻，四、五月開小黃花，五出。結實鮮紅，狀似覆盆，而面與蒂則不同也。」其實《本草綱目》所指的是蛇莓，雖有野草莓的別名，而且和草莓相似，但相信不是我們熟悉的草莓。曾翻查上海科學技術出版社的《中藥大辭典》，也找不到草莓入藥的記載。

草莓富含糖類、有機酸、多種維生素（特別是維生素C）、礦物質如鈣、磷、鉀、鐵，特別是錳，還有豐富的果膠，有助改善高血壓、高膽固醇血症、降低不良膽固醇，對防治動脈粥樣硬化、冠心病、中風等有幫助；其所含的果膠和膳食纖維，有助改善便秘和舒緩痔瘡，亦有助防止腸癌的發生；它含有一種胺類化合物，有助防治白血病和再生障礙性貧血等血液病；它的鞣花酸含量豐富，有防癌作用，特別是鼻咽癌、肺癌、喉癌等。之前提過草莓含有一種名為花翠素的花青素，能夠抑制有利癌細胞生長的新生血管的生成，從而發揮抗癌作用。

中醫食療書指草莓味甘酸，性涼，有清暑解熱，生津止渴，利尿止瀉，利咽止咳的功效。

【小貼士】

草莓有去油脂、潔淨皮膚的作用，能加強皮膚彈性，除皺美白，是護膚的理想食品。中醫養生專家楊力教授在其《本草綱目飲食與養生》一書中建議把草莓、奇異果和蘋果三種水果洗淨去皮去蒂等，加入250毫升開水，在攪拌機中打勻，再加小量蜂蜜，然後飲服，有清除體內廢物和毒素的作用，能改善便秘，同時令肌膚亮麗白滑。此杯果汁可每天飲用，但糖尿病患者則不宜。晚上臨睡前喝一小杯草莓汁，有助鬆弛神經，改善失眠。

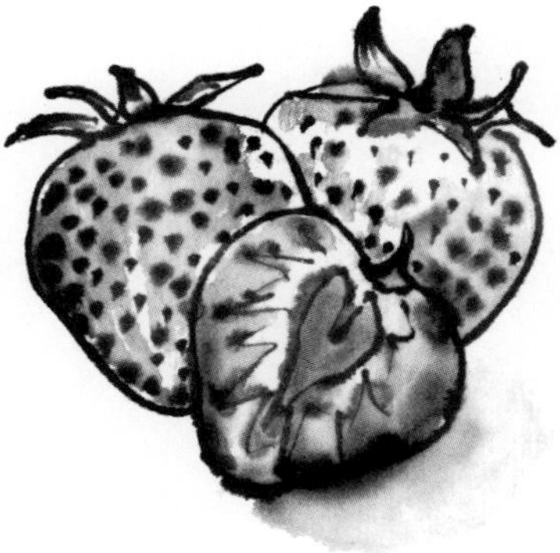

【藍莓】

藍莓（blueberry）是近年越來越受歡迎的漿果，相信與它對保護眼睛有明顯功效有關。藍莓是杜鵑花科越橘屬的開花植物的藍色漿果，其原產地和主要產地是美國，因此又稱「美國藍莓」。有文獻指出中國古代有藍莓的同科同屬植物——烏飯樹，《本草綱目》稱之為南蝕子，書云：「南蝕子酸甘平，無毒，堅筋骨，固精養顏。」不過，南蝕子並非現今之藍莓，中醫文獻似乎亦未有提及真正的藍莓，上海科學技術出版社《中藥大辭典》，也沒有藍莓入藥的記載。

藍莓含有豐富的果糖、膳食纖維、維生素，特別是維生素C（佔百分之二十四的每日營養素建議攝取量），維生素K（佔百分之三十六的每日營養素建議攝取量）、果膠、花青素、酚酸、丹寧酸、黃酮醇和豐富礦物質如鉀、鐵、鋅、銅、鈣，特別是錳，對人體十分有益。它所含的大量花青素，能加速視網膜內視紫質的合成和再生、促進眼睛血液循環、維持正常的眼球壓力，有助保護視力和預防眼睛的老年性退行性病變，如視網膜退化、黃斑退化、夜盲症、老年白內障等，並能預防近視和清除眼睛疲勞；同時可維持心血管系統的正常運作，降低血壓；減低細胞核的DNA損傷，有助減少癌症的發生，特別是乳癌，維持及增強腦部細胞活躍功能。豐富的果膠對消化系統有雙向的調節作用，能舒緩腹瀉和便秘；其所含的鞣酸和黃酮類等物質有助減輕消化系統的炎症、抑制有害大腸桿菌的繁殖，促進消化道的健康，間接維持肌膚健康，緩和皮膚鬆弛。

【藍莓杞子菊花糕】

材料：藍莓30克、杞子10克、杭菊花10克、冰糖50克、魚膠粉30克。

製法：將藍莓、杞子及菊花洗淨，用清水500毫升將菊花煎10分鐘，隔去菊花放入冰糖煮溶，再放入杞子煮5分鐘，隨即加入魚膠粉及藍莓攪拌後，倒入果凍模型中待涼，然後放入雪櫃中冷凍至凝結便成。

功效：藍莓功效請看上文；杞子性平味甘，能補腎益精，養肝明目；菊花性微寒味甘苦，能疏散風熱，平抑肝陽；冰糖性平味甘，能補中益氣，和胃潤肺。本甜品具補腎益精，養肝明目功效。

【五色甜湯（2人量）】

材料：綠豆30克、草莓15克、芒果1個、鮮百合50克、藍莓10克、冰糖30克。

製法：將材料洗淨，用鹽水浸泡草莓10分鐘，把芒果去皮切粒，掰開百合，以6碗清水將綠豆及百合滾開至腍軟，加入冰糖煮溶後放涼，放草莓、芒果粒及藍莓即成。

功效：綠豆性涼味甘，能解毒清熱，消暑利水；草莓性涼味酸，能潤肺生津，清熱涼血，健脾解酒；芒果性涼味甘酸，能益胃止嘔，解渴利尿；百合性微寒味甘，能潤肺止咳，寧心安神；藍莓能提升免疫力，維護視力，改善便秘；冰糖性平味甘，能補中益氣，和胃潤肺。本甜湯具解毒清熱，益胃潤肺功效。

【蔓越莓】

這是一種對人體健康有特別功效的漿果，屬於蔓藤類植物。蔓越莓（Cranberry）含豐富維生素A、C、E、原花青素、馬尿酸（hippuric acid）、兒茶素（catechin）、多酚類和單元不飽和脂肪酸等，並富含鉀、鎂、鐵等礦物質。它最為人熟知的功效是防禦尿道感染，研究顯示純蔓越莓汁能阻止尿液中的細菌附着於尿道管壁上，令細菌隨尿液排出，減低尿道感染的機會，對慢性尿道感染的女性（特別是年長者）有一定幫助。但中醫文獻中少有用之入藥的記載。

不過，目前尚未有蔓越莓攝取量的國際標準，有建議作為預防尿道感染的量為每天早、晚餐後服用蔓越莓保健品，每次約三百至四百毫克，或分兩次飲用相同份量的無糖純蔓越莓汁。

第三章

排毒與潤腸通便

【火龍果】

火龍麒麟火參果，保健食療有幾妥？

火龍果又名紅龍果、龍珠果，屬仙人掌科植物，原產於中美洲。它的外形獨特，呈橢圓形，外皮為紅色或紫紅色，並長有多片綠色的鱗片。切開後果肉呈白色，亦有一種呈紫紅色，含有很多黑色、細如芝麻的種子。果肉質地細嫩，甘甜可口，營養價值很高。

火龍果除含有其他水果的營養成份如果糖、葡萄糖、維生素C、水溶性膳食纖維、鈣、磷、鐵等外，還含有豐富植物性白蛋白和大量花青素（存在於葡萄、櫻桃、桃、李、茄子、桑椹、番茄、火龍果、甜椒、紅蘿蔔等，火龍果的含量是所有水果中最高的。），這兩種特殊的成份，令火龍果比其他水果有更獨特的功效。先說白蛋白。

火龍果的白蛋白為「植物性白蛋白」，是具黏性、膠質性的物質，它在人體內遇到重金屬離子時，會自動與重金屬離子結合，排出體外，從而產生排毒的效果。這種白蛋白亦對胃黏膜有保護作用，可以減少刺激性物質對胃黏膜的損害，並修復受損的部份，減少胃炎及胃潰瘍的發生。

至於花青素，是最強的抗氧化劑之一，其抗氧化能力是維生素E的五倍，維生素C的二十倍，比胡蘿蔔素強十倍以上，其在人體血液中的活性可持續達二十四小時。花青素可預防多種疾病，包括壞血病、泌尿系統感染、腎結石、視網膜病變、黃斑病變、白內障、夜盲症、腦退化症、皮膚老化、皮膚癌、靜脈曲張、心腦血管病變等；同時還有降低膽固醇、預防癌症、緩解炎症、抗輻射等作用；亦能刺激腸道蠕動，有助排便，改善便秘，產生排毒效果。

以前認為火龍果是低熱量，其實因葡萄糖含量高，所以熱量不是預期般低。它是高纖維的水果，一般人均可食用，但其含糖量較高（每一百克含果糖約二點八克、葡萄糖約七點八克），故糖尿病人不宜多食。此外，其性偏涼，所以體質虛冷畏寒者（特別是女性行經期間），亦應少食；容易腹瀉的人也應慎食。

火龍果的出現，有一個阿茲特克人的傳說。阿茲特克（Aztec）是一個在十四世紀至十六世紀出現於墨西哥中部的古文明，是古代墨西哥文化最後一個角色，後來被西班牙征服和消滅。話說有一位貧苦的阿茲特克婦女，有一次在沙漠中迷了路，當時天氣酷熱，烈日當空，使人難受的炎熱令她神志模糊，奄奄一息。氣若游絲的她，漸漸產生了幻覺，迷糊中她聽到天上傳來一把聲音，指示她趕快採摘身旁的植物解渴充飢。無力睜開眼睛的她似乎感覺到周圍除了有如星羅棋佈的點點紅光外，並無任何其他植物。在如夢似真的幻覺中，她伸手觸摸到那些紅點，腦海中立即浮現着仙女和鮮花簇擁着她的景象。她嘗試伸手去摘取那些紅點，原來是長在有刺的莖枝上的紅色果實——火龍果。她雙手被刺傷流血，但卻沒有感到痛楚，最後她出盡最後一分力，摘下了一個火龍果，毫不猶疑地放進口中大力啃咬着肥厚多汁的果肉。這時接近中午，無情的太陽在空中像噴火般把熱力灑向整片沙漠，可是這位命懸一線的女士，在吞食了火龍果的果肉後，體力迅速恢復，人也清醒過來。她在吃飽火龍果後，再帶一些在身邊，順利走出沙漠。

這個傳說從此代代相傳下來，火龍果也成為人們熟悉的有益水果。

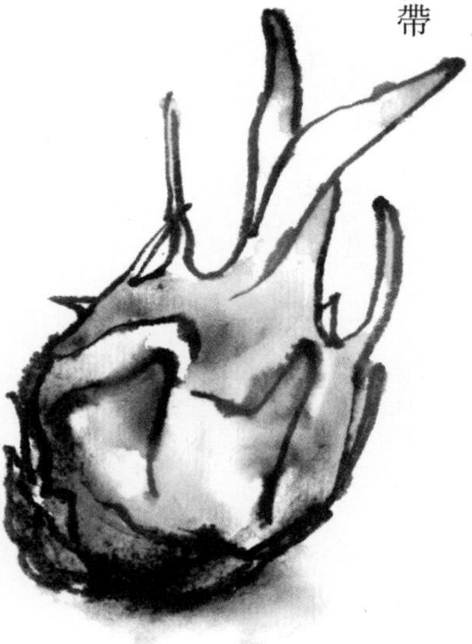

【火龍果淮山甜羹（3至4人量）】

材料：火龍果1個、鮮淮山1條、薏苡仁60克、冰糖隨意。

製法：將火龍果及淮山洗淨，去皮切粒，用8碗清水將薏苡仁及淮山煮至軟熟，放入冰糖煮溶，熄火待溫，放入火龍果便成。

功效：火龍果性涼味甘，能清火涼血，潤腸通便，生津止渴；山藥（淮山）性平味甘，能補脾益胃，益肺養陰，補腎澀精；薏苡仁性微寒味甘淡，能利水滲濕，健脾除痹，排膿消癰。此甜品具清火涼血，補脾益胃功效。

【天樞穴（胃經）】

定位：在腹中部，距臍中2寸。

方法：以食指及中指指腹按壓天樞穴1至2分鐘，每天2至3次。

功效：調理腸腑，升降氣機。

主治：腹脹、腸鳴、繞臍痛、便秘、月經不調。

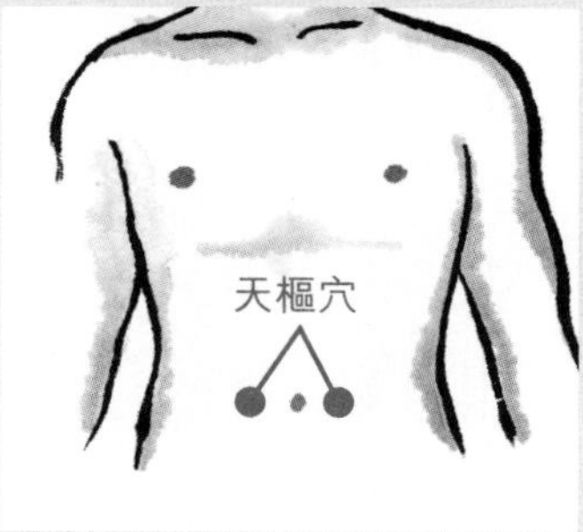

【小貼士】

火龍果能通便，如果結合鮮奶同用，效果更好。方法是早上將一個新鮮的火龍果去皮後用攪拌機打碎，加入一杯新鮮牛奶中（凍熱隨意），於早餐時飲服，可加強通便的效果。

【麒麟果】

麒麟果其實是火龍果的「近親」，都是仙人掌科植物，原產於南美洲的厄瓜多爾和哥倫比亞等地，現在東南亞和中國南部地區都有出產。它的外形像一個細小的菠蘿，皮是黃色的，約一隻人手拳頭般大小，外皮有凸出的粒刺。麒麟果汁清甜，營養價值很高，不過售價略貴，大約數十元港幣一個，可能是由於生長期較長，據說要六至七個月才成熟，而且多數來自遠道的南美洲，運費較高。

麒麟果含水份多，高達百分之八十三以上，因而非常解渴，它的其他營養成份包括碳水化合物、植物性蛋白、粗脂肪（除一般脂肪外，還含有其他能溶於乙醚的有機物質如葉綠素、脂溶性維生素、有機酸等）、粗纖維和膳食纖維、花青素、多酚類、胡蘿蔔素（以上三種都是很強的抗氧化物質）、維生素B1、B2、B3和C，和豐富的礦物質包括鈣、磷、鐵、鉀、鈉、鎂、鋅等，對人體十分有益。它對健康的好處可歸納為下列幾點：

（一）它所含的植物性蛋白和花青素對人體的好處，已經在上一篇談論火龍果時提過，不再重述。

（二）含有大量粗纖維和較大粒的果籽（非水溶性纖維），所以對促進腸道蠕動，比火龍果有更強的效果，有助暢順排便，對改善便秘，特別是習慣性便秘較有幫助。一般一個人每次食一個麒麟果，已能發揮很好的排便效果。在這方面，麒麟果能通過排毒的機制而有助防癌，特別是腸癌的發生。

（三）由於含有豐富的抗氧化物質（花青素、多酚類、胡蘿蔔素、維生素C等），能加強身體防禦自由基損害的能力，有助延緩衰老和預防各種慢性疾病，包括心腦血管病、腦退化症和癌症等。

（四）鉀和鎂的含量豐富，有利尿去水的作用，有助控制高血壓。

（五）它所含的水溶性纖維和植物性白蛋白，能與重金屬結合排出體外，有排毒作用；能修復受損的胃黏膜和調節胃酸分泌，對胃黏膜有保護作用，有助緩和及預防胃炎，提升胃的消化能力。

不過，麒麟果的糖份較高，所以糖尿病患者不宜多吃。

談起麒麟果，想起了一句廣東歇後語「火麒麟，周身癮」，其意思是指一些性格外向活躍的人，對身邊的事物和活動都有興趣探奇和參與。這句話是源自民間的傳說和習俗，傳說麒麟是中國古時的一種靈獸，雄性是麒，雌性為麟。據說麒麟的外形像一隻鹿，麒有一隻角，麟則無角，尾巴像牛尾，口吐火燄，聲如雷鳴。至於火麒麟，就全身帶着火燄，牠所到之處，只要稍有接觸，便會立即燃起火燄，因此火麒麟被認為全身都是「火引」，即是可以引發燃燒的引子。廣東話的發音，「引」與「有癮」或「過癮」的「癮」字同音，因此

「周身引」引申為「周身癮」，泛指有些人對凡接觸到的東西都會產生互動，燃起火花，表現為非常活躍，「瓣瓣」都有興趣。

在中國古代，麒麟象徵瑞氣祥和之兆，所以每當太平盛世，或有明君聖人出現時，這隻瑞獸便會現身，與民共慶祥瑞。流傳至今，民間仍然有舞火麒麟的習俗，尤其是廣東人會舉行這項活動以驅邪求福，祝願天下太平。舞動火麒麟時，家家戶戶會燃放炮竹，火光和硝煙四起，果真有一派「火麒麟周身引」的景象。

【五色沙律（3至4人量）】

材料：西青椒1個、車厘茄100克、麒麟果1個、鮮百合2個、鮮桑椹50克。

製法：將材料洗淨，西青椒去籽切絲，把車厘茄切開兩半，把麒麟果去皮切粒，除去鮮桑椹果柄，剝開鮮百合，用少許油把百合炒熟待涼，把所有材料拌勻即成。

功效：西青椒（辣椒）性熱味辛，能溫中散寒，開胃進食；車厘茄（番茄）性微寒味甘酸，能生津止渴，健胃消食，涼血平肝，它的天然色素「番茄紅素」可有效降低前列腺癌、結腸癌、肺癌、口腔癌和胰腺癌的發病率；麒麟果有抗衰老、排毒、潤腸通便等作用；百合性微寒味甘，能潤肺止咳，寧心安神；桑椹性寒味甘，有滋陰補血，生津潤腸的功用，久服黑髮明目，清虛火而安神。此食品具潤腸通便，健胃消食，生津止渴功效。

【小貼士】

麒麟果的通便效果比火龍果更強，不過遇習慣性便秘，排便十分困難的患者，單吃麒麟果可能也未必立刻生效。可以嘗試仿效火龍果加鮮奶的做法，加強效果。方法是用攪拌機把一個麒麟果去皮後打碎，加進一杯鮮奶（凍熱均可）中，於早餐時飲服。如果擔心效果過強，可先用半個麒麟果開始。

【摩腹法】

雙掌疊置臍上，順時針方向，力量由小到大，力度滲透至腹腔，摩腹20次，可促進大腸蠕動，緩解便秘。

【火參果】

最近在馬來西亞、新加坡等地有一種水果非常受歡迎，名為火參果，除了果肉可直接食用外，還與其他水果等被製成飲品，方便隨時飲用。

火參果又名奇瓦諾果、非洲蜜瓜或非洲角瓜、火星果、火天桃等，為葫蘆科黃瓜屬植物，原產於南非，在美國、澳洲、新西蘭等地都有種植。火參果外形呈橢圓形，外殼堅韌，表面有粒刺凸起，像有刺的海參一樣，可能因此而得名。未成熟時果皮光亮呈綠色，完全成熟後變為金黃色，看上去有點像菠蘿，但比一般菠蘿略小；又似麒麟果，不過又比麒麟果稍

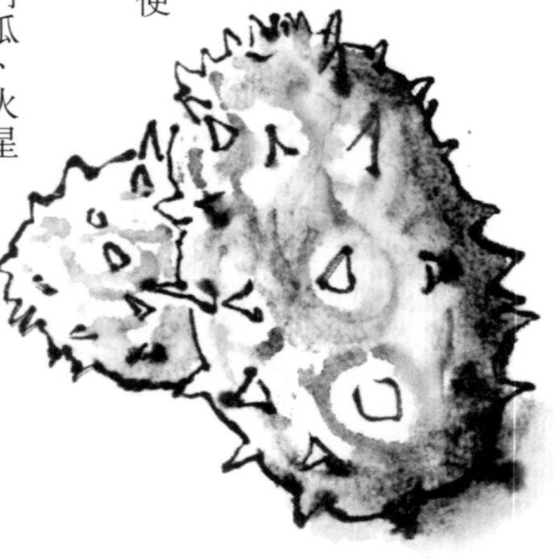

大。切開後果肉呈綠色凝膠狀，肉質細膩多籽，入口清甜爽口，也可直接用吸管吸食果肉。

火參果的營養價值很高，含豐富的維生素C和植物粗纖維，並含胡蘿蔔素、維生素B、鉀、鎂、鈣等，營養成份的分析：一百克中含鉀一百七十毫克，鎂三十四毫克，鈣十毫克，β胡蘿蔔素三十六毫克，又是低糖水果／無糖水果（可能是含有一種低聚糖，又稱為寡糖的物質，有機會將再作討論），含熱量很低及能減慢血糖的攝取，適合糖尿病患者和長者食用。除此之外，火參果對人體健康還有下列好處：

（一）含有大量獨特的粗纖維，增強消化功能，促進腸胃蠕動，清理腸道，改善便秘，清除宿便，對習慣性便秘的人士有幫助。有助減少脂肪和有害物質的吸收，降低血液內的脂肪含量，有瘦身的效果。

（二）含有抗氧化物質，有延緩衰老和美容護膚的作用。

（三）增強體質、調節免疫功能、消炎和安神助眠等。

不過，火參果非常潤腸通便，因此容易腹瀉的人應少食。

由於火參果是在中國以外的地方種植的水果，因此中醫文獻上尚未有其性味功效等的相關記載，估計它可能如火龍果和麒麟果一樣，性偏涼，但未有入藥記錄。

香港有一種非常受歡迎的消暑甜品叫楊枝甘露，這名字套用了觀音菩薩的法器。觀音手執着一個盛了露水的寶瓶，瓶中插着楊柳枝（根據《綱目》：「楊枝硬而揚起，故謂之楊；柳枝弱而垂流，故謂之柳，蓋一類二種也，……則楊可稱柳，柳亦可稱楊，故今南人猶並稱楊柳。」，瓶內的水便是楊枝甘露。佛教信眾認為，觀音拿着楊柳枝，把瓶中的甘露灑向苦難眾生，讓人人得到其慈悲祝福，脱離苦海。

網上資料顯示，楊枝甘露起源有三種說法：

（一）據說是由香港利苑酒家於一九八四年首創作為甜品，面世後大受歡迎。

（二）利苑酒家於一九八七年於新加坡開設第一間海外分店，名為利苑餐廳，當時酒家的主廚因應當地全年炎熱潮濕的氣候，把一款原來是燉製的甜品改良，利用西柚肉、芒果、西米、忌廉奶，加入冰凍的糖水，變成了消暑佳品楊枝甘露。

（三）第三種說法也是涉及新加坡的利苑餐廳。馬來西亞及新加坡等地有一個習俗，就是在春節期間有一個「撈魚生」的飲食活動。進行的時候，人人圍着圓桌，桌面放着一個大盆，盛滿可以生吃的魚肉（如三文魚），配料（包括薑絲、各種顏色的蔬菜絲、水果絲，如青紅椒、西芹、紅白蘿蔔絲、柚子肉等）和醬汁、芝麻、花生碎、胡椒粉等。活動一開始，大家便拿着筷子一面把盆中的食材撈勻夾起，一面口中大叫「撈起！撈起！」寓意撈到風生水起，越撈越高。據說利苑餐廳員工在吃完撈魚生後，剩下很多西柚肉，有人想出一個方法，把西柚肉加入平時客人進食的椰汁芒果西米露中，並取名為楊枝甘露。香港的利苑酒家也同時推出這款新甜品，一樣大受歡迎。

楊枝甘露由沙田柚肉（或西柚）、芒果粒、西米、椰汁、鮮奶及糖製成，一般雪凍後才食用，入口清香甜美，冰涼透心，確實是消暑佳品，作為飯後甜品，也是不錯的選擇。

【火參甘露（2至3人量）】

材料：火參果半個、芒果 2 個、細粒西米60克、椰漿及花奶各100毫升、冰糖50克。

製法：火參果去皮及籽，把果肉切粒備用；把芒果去皮切粒，加入花奶用攪拌機搗成漿；用500毫升清水煮溶冰糖，放入椰漿煮沸拌勻，熄火待涼備用；用500毫升清水煮沸後放入西米，熄火焗20分鐘，再用涼開水沖去膠質，將備用的芒果漿及冰糖椰漿與西米一起拌匀，再放入火參果粒即成。喜歡凍食便放入雪櫃雪凍。

功效：火參果能安神補腦，養心活血；芒果性涼味甘酸，能益胃止嘔，解渴利尿；西米性溫味甘，能健脾補肝，化痰；椰漿乃椰子產品，椰子性涼味甘，能清暑益氣，補益脾胃，利尿驅蟲，止嘔止瀉。此甜品有安神補腦，清暑益氣功效。

【小貼士】

文中提到的火參果，在香港已經有售，大概是三數十元一個。在炎炎夏日，如果用一個火參果的果肉，再加300克西瓜肉（或¼個），把兩者攪碎混和，酌加小量蜜糖，然後放入冰箱雪凍可作為消暑飲品，有潤腸通便，消暑清熱的功效，時常飲用更有消脂減肥的效果。

腸腑不通便難解，針對成因通便快

火龍果、麒麟果和火參果都有幫助排便，改善便秘的功效，於此筆者反思了一連串問題，就是何謂便秘？便秘的成因是甚麼？中醫如何治療便秘？

便秘是很多人日常生活中遇到的問題，是指大便秘結不通，排便時間延長，或欲大便但糞便乾硬，難於排出的一種病症。嚴格來說，便秘本身不是疾病，而是一種症狀。一般身體健康的人平均每天都有一次大便，有時可能一天兩次，或兩天一次，如一週排便少過三次，即為便秘。

便秘可以由很多原因引起。食物殘渣以糊狀進入結腸後，當中約有百分之八十至百分之九十的水份（即約一千五百毫升左右）和電解質被結腸吸收。同時結腸通過有節律的蠕動，推動殘渣前進，續漸形成正常的大便，最後到達直腸並引起直腸擴張，直腸壁的感受器受到刺激便產生便意，通過大腦皮層發出神經衝動，使腹肌、肛門括約肌等產生舒縮的協調運動而完成排便的過程。假如上述任何一個環節出現問題，都可能引致便秘，現簡述較常見引發便秘的原因如下：

（一）飲食不平衡，最常見的是飲食中動物蛋白質和脂肪含量偏高而纖維物質偏低，以致食物殘渣的量不足，在結腸內停留過久（一般是兩、三天以上），殘渣的水份被過度吸收而產生乾結的大便。經常進食快餐及不正常的飲食習慣，或突然短暫性減少食量（如減肥、節食），令腸道刺激不足，反射蠕動減弱。

（二）腸黏膜分泌的潤滑液減少（如刺激分泌的副交感神經興奮性受抑制），或腸管中水液不足。

（三）結腸或直腸阻塞性病變，如癌症。

（四）內分泌素失常，如糖尿病、甲狀旁腺病、甲狀腺功能低下等。

（五）運動不足或身體活動量減少，令結腸的蠕動失常，例如生病時臥床休息，久卧不動。

（六）不正確的生活習慣，例如趕時間，雖有便意，卻忍着不上廁所，以致直腸反向蠕動把大便推回腸管，水份再被進一步吸收，形成較乾的大便。

（七）某些藥物可引起排便困難，例如鐵丸、一些鎮靜劑和降壓藥等。中藥的利水去濕藥如生薏仁、茯苓、車前子等和健脾去濕藥如淮山、炒扁豆、白朮等也可引起便秘。

（八）某些疾病如痔瘡、肛裂等會造成排便疼痛，因而「怕」排便。

（九）心理因素也會引發急性或慢性便秘，例如到了一個新環境，或長途旅行時會出現自我抑制，副交感神經受抑制，使條件反射發生障礙而產生便秘。

談到便秘，想起了一個清朝乾隆皇帝食紅薯治好便秘的故事。據説乾隆皇晚年時常便秘，相信是老年性便秘，令他心情煩躁，坐立不安，時覺腹部脹滯致食慾不振。御醫們想盡辦法，但乾隆皇的便秘仍然未見改善。有一年正值隆冬，天氣寒冷，御廚房內一班小太監正在圍爐取暖，同時在炭爐上煨烤紅薯，香味四溢。剛巧乾隆經過，聞到陣陣煨紅薯的香氣，被它吸引，於是好奇地走進御廚房，即時把小太監們嚇得個個跪地叩頭。乾隆向他們查問香氣的來源，小太監向他解釋後，遞上一條剛剛煨熟的紅薯給他。乾隆吃後，覺得熱烘烘的紅薯心甜味香，入口鬆軟，大加讚賞，並且吩咐太監們每天呈上給他進食。過了不久，困擾乾隆多時的便秘竟然不藥而癒，他的煩躁也消除了。乾隆很高興，除了把紅薯賞賜給同樣有便秘的貴妃外，更下令在宮內種植紅薯，他不時巡視紅薯的生長情況，有時還親自打理一下。他對紅薯大加讚賞，認為功勝人參，因而紅薯又被稱為「土人參」。紅薯能夠令腸腑暢通，改善便秘，相信是它含有豐富的纖維而產生潤腸通便的功效。

【紅薯百合糖水（2人量）】

材料：紅薯200克、肉蓯蓉30克、鮮百合1個、生薑3片、紅糖適量。

製法：將材料洗淨，把紅薯去皮切塊，掰開百合，放材料入鍋內（紅糖除外），加清水6碗煎至紅薯軟熟，放入紅糖煮溶即成。

功效：紅薯（番薯）性平味甘，能健脾益氣，寬腸通便；肉蓯蓉性溫味甘、鹹，能溫補腎陽，潤腸通便；百合性微寒味甘，能潤肺止咳，寧心安神；生薑性微溫味辛，能發汗解表，溫中止嘔，解毒；紅糖性溫味甘，能補中緩急，和血散瘀。本食品具健脾益氣，潤腸通便功效。體質偏溫者可去肉蓯蓉，體質偏寒者可去百合。

【太溪穴（腎經）】

定位：坐位平放足底，在足內踝尖與跟腱間的凹陷處。

方法：以拇指於太溪穴按壓1分鐘，每天2至3次。

功效：益腎納氣，健脾補肺，滋補腎水，舒解便秘。

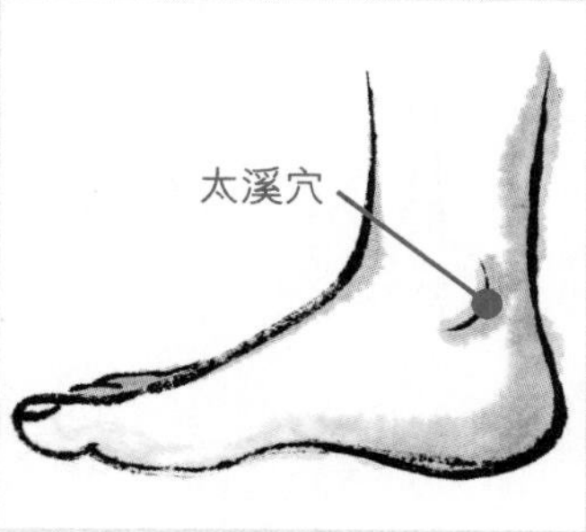

中醫認識的便秘即大便秘結，又稱大便不通、大便難，其定義和西醫的「便秘」相同，是指糞便在腸道內滯留過久，乾燥堅硬，難以排出，或排便次數相對較少，通常超過二、三天，甚至更久才大便一次。

中醫認為大腸有傳導廢物（糞便）的功能，如果有各種原因引起此種功能失常，便會發生便秘的症狀。這些原因分述如下：

（一）嗜食辛辣燥熱酒食，以致熱積胃腸；或患外感風寒化熱，或溫病熱傳腸腑；皆可耗傷津液而致熱結大腸，令腸道津枯失潤，結果大便乾結，排出困難。

（二）情志不舒，如憂愁思慮過度，或久坐少動以致腸腑氣機鬱滯，影響胃腸的通降傳導功能，以致殘渣糞便內停不下，形成便秘。

（三）勞倦內傷，或病後、產後身體虛弱，氣血不足，氣虛則大腸傳導乏力，血虛則津枯不能滋潤大腸，以致大便秘結不通，排出困難。

（四）年長體弱，或陽氣虛衰，以致陰寒內生於腸胃，寒陰凝固令陽氣不通，津液不行，故腸道傳送困難，形成便秘。

中醫臨床診治便秘，按辨證論治的原則。根據病因病機的不同和臨床症狀的差異，分為虛、實不同的證型治療。實證包括有熱秘和氣秘；虛證包括氣虛、血虛及陽虛。

（一）實證

熱秘

多見面赤身熱、口氣大、易生唇瘡和尿赤為辨證特點。治法為清熱潤腸通便。

氣秘

多見噯氣頻生，胸脇痞滿、腹脹滯疼痛。治法為行氣導滯通便。

（二）虛證

氣虛

多見面色皖白、神疲、乏氣力排便、努責難出、大便雖不乾，但出盡氣力甚至滿頭大汗也不能成功排便。治法為益氣潤腸通便。

血虛

多見面色蒼白，易累和易有頭暈、心悸。治法為養血潤燥通便。

陽虛

陽虛者便秘稱為冷秘，多見面色㿠白、形寒肢冷、喜熱惡寒、小便清長等。治法為溫陽通便。

中醫治療便秘除了服藥和針灸外，還有兩種外治方法就是蜜煎導便法和豬膽汁灌腸法，稱為導法，兩者都源自東漢醫聖張仲景的《傷寒論》。

蜜煎導便法的起源有一個故事。話說張仲景年輕時曾跟隨同鄉名醫張伯祖學醫。有一天，有一名病人求診，主訴是大便乾硬難解，兼見口乾舌燥，容易出汗。張伯祖診脈後，認為是外感熱病，而發汗傷津，以至腸內津液枯竭所致。不過病人脈象和體質都較虛弱，不適合用瀉下法治療。正猶疑間，張仲景忽然想到一個新方法，並悄悄地向老師提出。張伯祖聽後，頻頻點頭，認同張仲景的建議，並着他即時試行新方法。張仲景拿來一碗蜂蜜，放在鍋中加熱濃縮成接近固態，然後將蜂蜜搓成一頭尖，一頭略粗，像現今的痔瘡膏般大小的條狀物，然後着病人除下褲子俯伏床上，與老師合力把蜜條塞入病人的肛門內。過了一會，病人果然順暢地把大便排出，解決了便秘的問題。

除了蜜煎導便法外，張仲景還提出用大豬膽取汁灌谷道（灌腸）導下通便。蜜煎甘平潤滑，適合腸中津液乾枯致大便硬結；豬膽汁苦寒清熱，用作導藥，適合津虧有熱之大便硬結。這兩種方法，都是世界醫學史上應用直腸給藥和灌腸的始創療法。此外，《傷寒論》還記載了可用土瓜（王瓜）根作導藥，但其方已失。

【生津潤腸飲（1人量）】

材料：生地、麥冬、玉竹各15克。

製法：將材料洗淨，加清水3碗，煎至1碗即成。

功效：生地性寒味甘苦，能清熱涼血，生津；麥冬性微寒味甘，微苦，能清心潤肺，養胃生津；玉竹性平味甘，能滋陰潤肺，養胃生津。本飲品具增液潤燥，潤腸通便，生津止渴功效，有增水行舟的意思。

【大橫穴（脾經）】

定位：在腹中，距臍中4寸。

方法：以食指及中指指腹按壓大橫穴1至2分鐘，每天2至3次。

功效：理氣止痛，通調腑氣，舒解便秘。

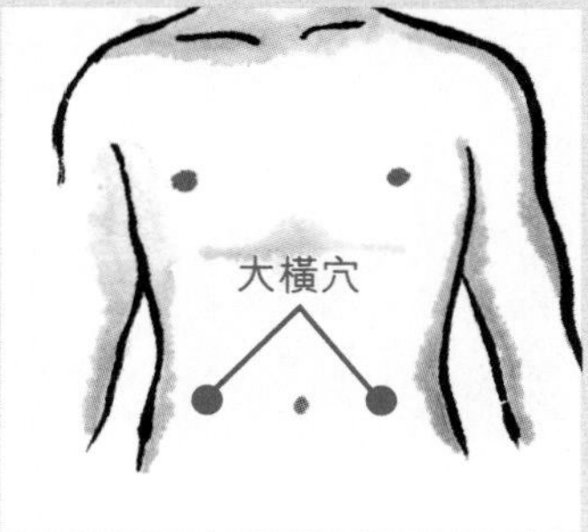

腸腑不通便難解，中醫方藥力能排

在中醫藥的範疇內，亦有不少促進排便中藥和方劑，分別稱為瀉下藥和瀉下劑。現簡單論述這些方藥的臨床應用，先談瀉下藥。

凡以瀉下通便為主要功效，能引起腹瀉，或潤滑大腸以促進排便的一類藥物，稱為瀉下藥，這類藥物具有瀉下通便、消除積滯、通腑（主要為中空的臟器如胃、小腸、大腸等。）瀉熱，驅除水飲等功效。根據作用機理和強弱的不同，瀉下藥一般分為三種，即攻下藥、潤下藥和峻下逐水藥。

（一）攻下藥

瀉下通便力強，能使大便稀溏，排便次數增加，並具有清熱瀉火解毒功效者，稱為攻下藥。主要用於治療大便秘結、燥屎內結和實熱積滯的證型。此類中藥包括大黃、芒硝、番瀉葉、蘆薈等。攻下藥的作用較峻猛，有些具有毒性，容易損傷正氣及脾胃，故年老體弱、脾胃虛弱、婦女懷孕期及產後均忌服。

藥理研究顯示，攻下藥中的大黃、蘆薈、番瀉葉等所含有效成份，主要是刺激大腸黏膜及腸壁肌層內的神經叢，顯著加強腸蠕動而產生瀉下作用。芒硝的主要成份硫酸鈉，在腸道內不被吸收，在腸內形成高滲溶液，減少水份被腸吸收，因而擴大了腸內積聚物的容積，引起機械刺激使腸蠕動增加而致瀉。

（二）潤下藥

此類藥物多為植物種籽和種仁，富含油脂，使腸道潤滑，糞便軟化而促使排便；同時其所含的油脂在鹼性腸液中被分解而產生脂肪酸，能較溫和地刺激腸壁，令腸道蠕動增加而產生潤滑性瀉下作用。此類藥物藥性較溫和，適用於腸燥津枯便秘，多由年老津少、產後血虛、熱病傷津和失血等原因引起。此類中藥包括火麻仁（麻子仁）、郁李仁、松子仁等。

（三）峻下逐水藥

此類藥物的作用機理與攻下藥大致相同，但大多苦寒有毒、藥力更峻猛，能引起劇烈腹瀉，有些兼具利尿作用，故能快速把潴留於體內的水份通過二便排出體外，消除水腫，故稱峻下逐水藥，適用於由較嚴重疾病引起的全身水腫、腹水脹滿，以及水飲內停等證。但因攻伐力強，副作用大，故只能用於正氣未傷之患者，而且要「中病即止」，不能久服，以免損傷正氣。此類中藥包括大戟、甘遂、芫花、商陸、牽牛子、巴豆、千金子等，一般臨床上較少應用。

文中提到的蘆薈，是常見的植物，很多人都喜歡在家中栽種一兩盆，一方面作觀賞，其葉肉也有食用和藥用價值。

晚唐著名詩人劉禹錫，其作品《陋室銘》留傳千古：「山不在高，有仙則名。水不在深，有龍則靈。斯是陋室，惟吾德馨。苔痕上階綠，草色入簾青。談笑有鴻儒，往來無白丁。可以調素琴，閱金經。無絲竹之亂耳，無案牘（音：讀）之勞形。南陽諸葛廬，西蜀子雲亭。孔子云：『何陋之有？』」

他少年時曾患頑癬和濕瘡（相當於濕疹），屢醫無效，後來遇到一名賣藥材的商人，教他用蘆薈一両、炙甘草半両，研末，以溫水調成漿狀，塗洗患處，然後再塗上未開水之粉末，過了不久，他的頑癬和濕瘡竟然痊癒了。本故事記載於明朝李時珍的《本草綱目．木部》。

【五仁糊（3至4人量）】

材料：南杏30克、核桃30克、松子仁30克、火麻仁30克、郁李仁20克、紅糖隨意。

製法：將核桃及郁李仁去皮，把五種果仁用攪拌機攪碎，以8碗清水將碎果仁煮至糊狀，放入冰糖煮溶即成。

功效：南杏性平味甘，功能潤肺止咳，對肺虛久咳者佳；核桃性溫味甘，能補腎固精，定喘，潤腸；松子仁性溫味甘，能潤腸通便，潤肺止咳；火麻仁性平味甘，能潤腸通便，滋養補虛；郁李仁性平味辛苦甘，能潤腸通便，利水消腫。此甜品具潤腸通便，潤肺補腎功效。

【蘆薈】

除了瀉下通便和治療皮膚病如頑癬、濕瘡外，蘆薈至少還有下列的藥用價值：

（一）美白皮膚，不少皮膚用品和化妝品都含有蘆薈。

（二）蘆薈有預防輻射和治療輻射灼傷皮膚損傷的作用。第二次世界大戰中，日本廣島及長崎被原子彈破壞，據說倖存者中有些人被輻射灼傷，皮膚潰爛，藥物治療無效，很多人嘗試用蘆薈汁塗在傷口上，竟然把患處治癒，而且不留瘢痕，據聞很多人至今仍用蘆薈作為預防輻射之用。亦可用於電療（如乳癌）、皮膚損傷的預防和預防紫外線對皮膚損傷，也可用於糖尿病患者合併下肢皮膚潰瘍的治療。

（三）蘆薈像虎尾蘭一樣，能有效清除空氣中的甲醛和其他有害氣體，所以在室內放一兩盆蘆薈會令空氣清新，有益健康。而且蘆薈的氣孔只在夜間開放，能迅速吸收空氣中的二氧化碳，亦對健康有益。

（四）有抗氧化及可能有抗微生物病原體作用，及抗「支原體」（Mycoplasma）感染的作用。

（五）在動物實驗可減輕抑鬱及增進記憶力。

（六）動物實驗證明有顯著抗癌作用。

蘆薈原產於南非，在歐洲大陸曾經叱咤風雲的亞歷山大帝在佔領非洲後，獲得蘆薈，並親自下令種植，更用來治療受傷化膿的傷兵，療效神速，很快痊癒，並可再度作戰。後來蘆薈傳入中國，並在雲南及南方各省大量繁殖，主要是斑紋蘆薈。除了可供觀賞、食用、護膚美容外，還可以入藥。

蘆薈為百合科，屬多年生肉質草本植物，但品種繁多，單是野生品種就有三百多種，連同雜交變種者則超過五百種，大約不到十分一的品種有藥用價值。其中庫拉索蘆薈（又名美國蘆薈）、好望角蘆薈和斑紋蘆薈（中國蘆薈）等的葉可供藥用。

藥理研究顯示，蘆薈含蘆薈大黃素、大黃酚、蒽酚及蘆薈苦素等蒽醌類化合物，這些成份都有瀉下作用，並含有黃酮類包括槲皮素和蘆丁，多糖及多種人體必需的氨基酸如賴氨酸、亮氨酸、蘇氨酸、纈氨酸等，多種礦物質及微量元素，多種水溶性及脂溶性維生素如B1、B2、B3、B6、C、E、A、β胡蘿蔔素、生物活性酶如氧化酶、脂肪酶、澱粉酶、過氧化氫酶和多種抗氧化成份。

蘆薈的食用及藥用價值高，具有健胃、理腸、清熱、解毒、促進細胞再生和傷口癒合的作用。有改善免疫功能、消除自由基、降低血脂、血糖和血壓，及治療便秘的功效。

蘆薈屬中醫的瀉下藥，其味苦，性寒，有瀉下通便，清肝熱和殺蟲的功效。中醫臨床用於治療熱結便秘兼見心肝火旺，煩躁失眠之證，《本草經疏》有一方名「更衣丸」，便是蘆薈與朱砂同用，古人入廁必更衣，「更衣」即有如廁的意思。蘆薈亦用於治療肝經火盛引致的煩躁驚癇、頭暈目眩、臨床上有一處方名「當歸蘆薈丸」，蘆薈與當歸、龍膽草、梔子、黃芩、黃連、黃柏、大黃、茯苓、木香和麝香同用。此外，蘆薈能殺蟲治疳積，可用於治療小兒疳積證，《醫宗金鑑》有一處方名「肥兒丸」，以蘆薈配人參、茯苓、白朮、甘草、山楂、麥芽、神曲、使君子、黃連、胡黃連等同用，有健脾清熱、消積殺蟲的功效。

由於蘆薈性味苦寒，容易傷胃，故年老體弱、小兒脾胃虛弱、納少便溏者及孕婦忌服。

傳說古代東方有三位著名美女：埃及妖后克利奧派特拉、日本的小野小町和中國的楊貴妃，都曾用蘆薈來做美容用品，以保持她們的美貌。有關埃及妖后和楊貴妃的故事我們都耳熟能詳，不再講述，本篇介紹的是日本的小野小町。

小野小町出身於日本奈良時代的名門小野家族，是日本家喻戶曉的大美人，而「小町」這名字，也成為美女代名詞，日本所有冠上地名的「某某小町」，都代表當地公認的美女，就如同中國的「XX西施」一樣意思。她常作為主角出現在曲謠劇本裏，她的名字和美貌在全國無人不知。小野小町亦是個才女，她是日本平安時代（公元七八四至一一九二年，之前是奈良時代，之後是鎌倉時代）初期的女詩人，被列為平安時代初期六歌仙之一，她的詩歌集名為《小町集》。現代日本人只知她生前才貌雙全，以及散落於各地的種種傳說而已。其中一個傳說記載着一個淒美的愛情故事。話說當年小町在家中有一口井，她每天都以井水作鏡子照着來打扮美貌。當時有一少年名叫深草，他傾慕小町的美貌，每天都跑到水井附近偷望小町。有一次被小町發現了，她亦被深草的真誠感動，但她要深草連續一百天跑來井邊相見，以證其誠。深草當然答應，每天都在山路上拚命奔波，為能一睹紅顏，以博其一笑。可惜到第九十九天，深草因勞累過度而不支死去，而小町則癡癡地等待情郎出現，卻不知彼此已經陰陽相隔。

【蘆薈火龍果蜜（2人量）】

材料：肥厚蘆薈葉1塊、火龍果半個、蜂蜜隨意。

製法：將蘆薈及火龍果洗淨，去皮切粒，用4碗清水將蘆薈及火龍果煮15分鐘，熄火待溫，放入蜜糖攪拌即成。

功效：蘆薈性寒味苦，能清肝熱，潤腸通便；火龍果性涼味甘，能清火涼血，潤腸通便，生津止渴；蜂蜜性平味甘，能益陰潤燥，補脾氣，緩中止痛，寧心安神。本飲品具潤腸通便，益陰潤燥功效。

【天樞穴（胃經）】

定位：在腹中部，距臍中2寸。

方法：以食指及中指指腹按壓天樞穴1至2分鐘，每天2至3次。

功效：調理腸腑，升降氣機，通腑調便。

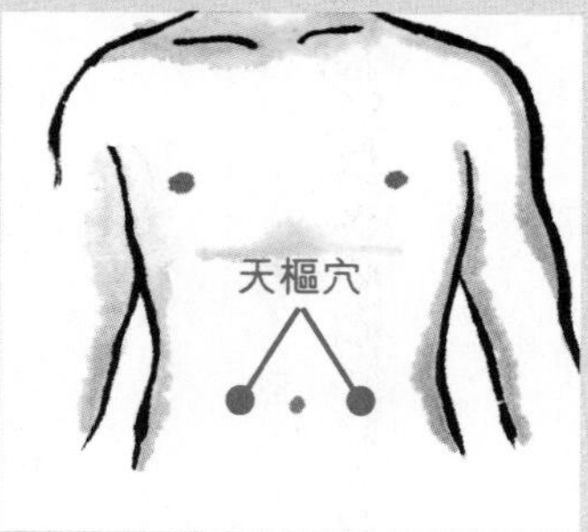

再說回有瀉下通便功效的中藥，其實在中醫臨床上，無論是甚麼病證，經過辨證後，用藥的治療方法大部份是以方劑（即是由多於一種中藥，按君、臣、佐、使的組方原則組成的處方）。現簡單介紹以瀉下藥為主組成的方劑，即瀉下劑。

瀉下劑具有通利大便、排除胃腸積滯、清除實熱，或攻逐水飲、寒積等作用。《黃帝內經》云：「其下者，引而竭之；中滿者，瀉之於內。」這就是瀉下劑的組方依據，這種治療方法，稱為「下法」。

腸腑不通多為裏實證，根據裏實證形成的不同病因，瀉下劑相應地使用不同性味功效的瀉下藥，因而可分為寒下、溫下、潤下、逐水和攻補兼施五類。

（一）寒下劑

適用於裏熱積滯實證。症狀主要為大便秘結、腹部痞滿脹滯、疼痛拒按，嚴重者見潮熱譫語；又或下利臭穢清水，臍腹疼痛，腹硬有塊（燥實大便），即中醫所謂之熱結旁流證。常以苦寒瀉下藥如大黃、芒硝等為主組成，並常配伍行氣藥，如厚樸、枳實、木香等，和活血化瘀藥如桃仁、丹皮，常用的代表方有大、小承氣湯（大承氣湯含大黃、芒硝、厚樸、枳實；小承氣湯即大承氣湯去芒硝）、大黃牡丹湯（含大黃、牡丹皮、桃仁、冬瓜仁、芒硝）等。寒下劑可用於較重的消化道疾病如腸梗阻、闌尾炎、急性膽道感染、膽道蛔蟲、胰腺炎等。

（二）溫下劑

適用於裏寒積滯實證。症狀主要為大便秘結、腹痛脹滿、畏寒喜溫、四肢欠溫或厥冷等。本類方劑常用瀉下藥如大黃，配伍溫裏藥如附子、乾薑、細辛等，令全方由寒變溫，從而溫散寒結，令裏實通下，亦可配伍補氣藥如人參。代表方劑有溫脾湯（含大黃、當歸、乾薑、附子、人參、芒硝、甘草）和大黃附子湯（含大黃、附子、細辛），前者可用於治療急性單純性腸梗阻或不完全梗阻而屬於陽虛寒證者；後者常用於治療急性闌尾炎、急性腸梗阻、膽絞痛、尿毒症等屬寒積裏實者。

在介紹峻下逐水藥時提過一味中藥牽牛子，是牽牛花的種子。牽牛花有不少特點：早晨開放，未開放時形似玉簪，盛開後狀似喇叭，故又有喇叭花之稱；早上開花後經陽光照射，花瓣的顏色會由藍色變成粉紅色；它亦善於纏繞。牽牛子屬攻逐峻瀉之藥，能逐水導滯、通利二便，由於藥力峻猛，兼且有毒，故此歷代醫家均小心慎用，一般只可用於體壯而正氣未衰但邪盛者，而且要中病即止，否則易傷正氣，現代中醫臨床一般較少用。

中醫史上最善用牽牛子治病者，莫過於明朝的李時珍。他的《本草綱目》中有兩個醫案，都是用牽牛子治癒頑疾的。這裏介紹一例，患者是一位年近六十的貴婦，長年患便秘，起碼要十天才大便一次，排便比生孩子還要困難，苦不堪言。大夫給她服用養血潤燥通便藥，服後她會覺得胸膈苦滿；用芒硝、大黃等瀉下通便藥，全無反應，如此經過三十多年。患者體形肥胖，情緒鬱結，每日要吐酸痰一碗多才覺舒服，又時常患熱性病。李時珍診斷後，認為是氣機壅滯，只升不降，津液都化為痰飲，不能下注以滋潤腸腑，所用之藥未能通氣，且為痰飲所阻，所以無效。於是用牽牛子末及皂莢（化痰藥）製丸給病人服用，服後立即暢順排便，腹脹消失，胃納正常，精神改善。

【火龍果芝麻糊（2人量）】

材料：火龍果半個、鮮百合1個、黑芝麻50克、糯米粉20克、紅糖適量。

製法：將火龍果及百合洗淨，把火龍果去皮切粒，掰開百合，以小火把黑芝麻慢慢焙香，用攪拌機搗碎，以小火將糯米粉慢慢炒至微黃，用清水4碗把火龍果及百合煮15分鐘，加入黑芝麻、糯米粉及紅糖邊煮邊攪拌，直至紅糖溶化即成。

功效：火龍果性涼味甘，能清火涼血，潤腸通便，生津止渴；百合性微寒味甘，能潤肺止咳，寧心安神；黑芝麻性平味甘，能潤燥滑腸，滋養肝腎；糯米性溫味甘，有補益中氣，健脾養胃，斂汗的功效；紅糖性溫味甘，能補中緩急，和血散瘀。此甜品具潤腸通便，滋養肝腎功效。

【氣海穴（任脈）】

定位：仰臥位。在下腹部，正中線上，臍下1寸半。

方法：以食指及中指指腹按壓氣海穴1至2分鐘，每天2至3次。

功效：益氣助陽，調經固精，調節氣機，改善便秘。

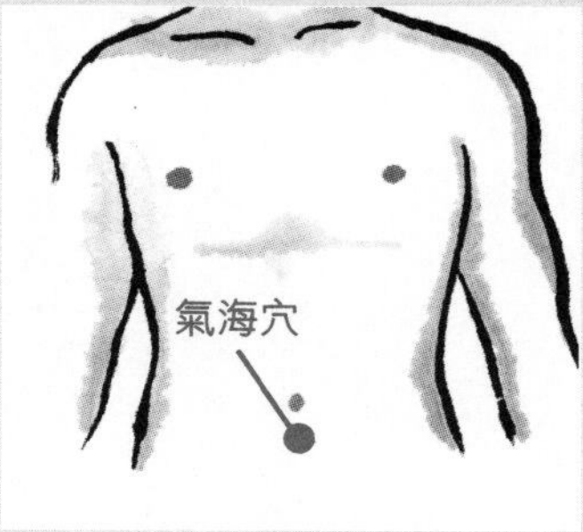

(三) 潤下劑

適用於腸燥津枯而引致之大便乾結，可伴見小便短赤（屬腸胃燥熱之「熱秘」）或小便清長，兼見腰膝痠軟，四肢欠溫等（屬腎氣虛弱之「虛秘」）。治療熱秘方常用潤下藥如麻子仁、杏仁、柏子仁、松子仁等，並適當地配大黃、芒硝、當歸、白芍等，代表方有麻子仁丸（含麻子仁、芍藥、枳實、大黃、厚樸、北杏）。治療虛秘多用溫腎益精、養血潤腸藥如肉蓯蓉、當歸、牛膝等，並配以升清降濁中藥如升麻、枳殼、澤瀉等，代表方有濟川煎（含上述六藥）。本類方劑常用於治療體虛者和長者之腸燥便秘、習慣性便秘、產後或痔瘡術後便秘。

(四) 逐水劑

適用於體內水飲壅盛的裏實證，症狀包括胸脇引痛或腹脹水腫，二便不適等。屬於比較嚴重的疾病，普通滲淡利濕的治法力不能及，須要用力猛的峻下逐水藥如大戟、芫花、甘遂、牽牛子（均有毒）組成逐水劑，使體內積液通過大小二便迅速排出體外，從而消除水飲內停及水腫。代表方有十棗湯（含大戟、甘遂、芫花和大棗）。一般中醫臨床極少應用本類方劑，多用於較嚴重的疾病如滲出性胸膜炎、肝硬化或慢性腎炎引致的胸腔積液、腹水或全身水腫，只可暫用，中病即止。

（五）攻補兼施劑

適用於正氣虛弱但有大便秘結的正虛裏實證，見於氣血陰津不足的病人，但有大便秘結，脘腹脹滿的表現，不能單純攻下（令正氣更傷）或補虛（令裏實更固），只有攻補兼施，用攻下藥如大黃、芒硝的同時，要兼用補虛藥如人參、當歸、生地、玄參、麥冬等配合組成攻補兼施劑，代表方如黃龍湯（含大黃、芒硝、枳實、厚樸、當歸、人參、甘草），臨床常用於老年性腸梗阻，亦可用於較嚴重的疾病如傷寒、副傷寒、乙型腦炎等屬於氣血不足而有燥屎內結者。

一連幾節談論到便秘的常見成因，和中醫治療便秘的理法方藥。便秘是一種症狀，可以由一般常見的各種因素引起，亦反映身體可能有嚴重的疾病，除了早前提過的腸癌外，還包括較少見的原因如神經性病變（如多發性側束硬化、脊髓損傷等）、大腦病變，和局部肌肉（腹部及盆腔）病變。如果有便秘問題困擾，尤其是頑固性便秘，通過一般食療仍未能解決，甚至情況漸漸變得嚴重時，便應盡快求醫，從而及早發現問題，對症／證治療，冀能盡快解決困擾。

前文說過李時珍用牽牛子治癒一名婦人患的頑固性便秘。牽牛子是牽牛花的種籽，而牽牛花形狀像喇叭，又叫喇叭花，有趣的是牽牛子和牽牛花的名字，有不同的傳說。這裏說牽牛子。

漢朝陶弘景《名醫別錄》云：「此藥出田野，人牽牛謝藥，故以名之。」話說有一名農夫的兒子出現腹水，向一位大夫求診，大夫給了一包藥粉給農夫，吩咐他開水讓兒子飲服。孩子服藥後腹水慢慢消退，病情好轉，家人十分感激大夫，決定把家中一頭小牛送給他，表達謝意。農夫帶着兒子，牽着小牛一同到訪大夫。農夫問大夫給兒子吃的是甚麼藥，大夫回答是從田野中採來的草藥，只知它有去水作用，但卻不知道名字。當他看見孩子牽着一頭小牛時，靈機一觸，便建議把該藥稱為「牽牛子」。大夫雖然婉拒接收小牛做禮物，但牽牛子的藥名卻流傳下來。

【消暑去濕通便湯（3至4人量）】

材料：冬瓜250克（連皮）、老黃瓜1個、絲瓜1個、乾荷葉30克、無花果3個、豬腱300克。

製法：將材料洗淨，絲瓜去皮，與冬瓜、黃瓜一起切塊，把無花果切小塊，把豬腱切件氽水，加清水12碗用猛火煲沸後，改用小火煲2小時，調味即成。

功效：冬瓜性微寒味甘淡，能清熱化痰，除煩止渴，解毒，利水消腫；黃瓜性涼味甘，能清熱解暑，生津止渴，利尿；絲瓜性涼味甘，能清熱，化痰，解毒；荷葉性平味苦，能清暑利濕，升發清陽；無花果性平味甘，能健脾開胃，潤肺利咽，潤腸通便，消腫解毒；豬瘦肉性平味甘鹹，能滋陰潤燥，補血。本湯具清熱解暑，潤腸通便功效。

【小貼士】

牽牛花不單可供觀賞，原來它像虎尾蘭和蘆薈一樣，也有淨化空氣和防止大氣環境污染的功效，因為它能夠吸收二氧化碳、二氧化硫、硫化氫、氯氣、氟化氫等氣體，這些氣體可能對人體有害，尤其是過量的時候。

第四章

防癌養生湯水與穴位按摩

防癌養生湯水

【金蕎麥化瘀湯（2人量）】

材料：金蕎麥15克、南蓍60克、百合30克、無花果5枚。

製法：將材料洗淨，把無花果切小塊，加清水7至8碗用猛火煲滾後，改用細火煲1小時。

功效：金蕎麥性涼味微苦，能清熱解毒，活血化瘀，健脾利濕；南蓍（五指毛桃）性微溫味辛甘，能健脾化濕，行氣止痛，除痰止咳；百合性微寒味甘，能潤肺止咳，寧心安神；無花果性平味甘，能健脾開胃，潤肺利咽，潤腸通便，消腫解毒。本湯具清熱解毒，活血化瘀，健脾化濕功效。

【南薯白芨湯（2人量）】

材料：南薯60克、白芨15克、生薏仁30克、陳皮2角、豬瘦肉200克、蜜棗3枚。

製法：將材料洗淨，豬瘦肉汆水、加清水9至10碗，用猛火煲滾後，改用細火煲約2小時，調味即可食用。

功效：南薯（五指毛桃）性微溫味辛甘，能健脾化濕，行氣止痛，除痰止咳；白芨性寒味苦、甘、澀，能收斂止血，消腫生肌，藥理研究顯示白芨對胃及十二指腸黏膜損傷有明顯修復作用；生薏苡仁性微寒味甘淡，能利水滲濕，健脾除痹，排膿消癰；陳皮性溫味辛苦，能理氣健脾，燥濕化痰，降逆止嘔；豬瘦肉性平味甘鹹，能滋陰潤燥，補血；蜜棗性平味甘，能補益脾胃，潤肺除痰，滋養陰血，養心安神，緩和藥性。本湯具健脾化濕，排膿消腫功效，有助修復胃及十二指腸黏膜損傷。

【綠豆蜂蜜飲（2人量）】

材料：綠豆30克、銀耳30克、蜂蜜適量。

製法：將綠豆洗淨，把銀耳浸發後除去未發開部份，以清水6碗煎至綠豆及銀耳熟爛，收火待溫後加入蜂蜜攪拌即可。

功效：綠豆性涼味甘，能解毒清熱，消暑利水；銀耳（雪耳）性平味甘，能滋陰潤肺，益胃生津，止血；蜂蜜性平味甘，能益陰潤燥，補脾氣，緩中止痛，寧心安神。本飲品具清熱解毒，滋陰潤燥功效，適合體質偏熱人士飲用。

【南瓜紅棗湯（2人量）】

材料：小南瓜1個、黃豆30克、紅棗（去核）15克、豬瘦肉300克。

製法：將材料洗淨，南瓜去皮及瓤，切塊，豬瘦肉汆水，加清水8碗，用猛火煲滾後，改用細火煲1個半小時，調味即可。

功效：南瓜性溫味甘，能補中益氣，化痰排膿，驅蛔蟲，消炎止痛；黃豆性平味甘，能健脾利濕，通便解毒；紅棗性平味甘，能補中益氣，養血安神；豬瘦肉性平味甘鹹，能滋陰潤燥，補血。本湯具補中益氣，滋陰養血功效，適合體質偏虛人士飲用。

【核桃乳鴿湯（2人量）】

材料：核桃60克、南蓍60克、無花果3個、乳鴿1隻。

製法：將材料洗淨，乳鴿去皮毛及內臟，切塊汆水，核桃汆水除去苦澀味，把無花果切小塊，加清水10碗，用猛火煲滾後，改用細火煲2小時，調味即可。

功效：核桃性溫味甘澀，能補腎溫肺，潤腸通便；南蓍（五指毛桃）性微溫味辛甘，能健脾化濕，行氣止痛，除痰止咳，大量使用有抗腫瘤作用；無花果性平味甘，能健脾開胃，潤肺利咽，潤腸通便，消腫解毒；乳鴿性平味鹹，能滋腎益氣，祛風解毒。本湯具補腎益氣，通便，解毒功效，有助預防癌症，一般人士皆可飲用。

【銀耳天冬潤燥湯（2人量）】

材料：銀耳50克、天冬30克、南杏20克、豬瘦肉300克。

製法：將材料洗淨，把銀耳浸發後除去未發開部份，豬瘦肉氽水，以清水8碗用猛火煲滾後，改用細火煲2小時，調味即可。

功效：銀耳（雪耳）性平味甘，能滋陰潤肺，益胃生津，止血；天冬性寒味甘苦，潤肺止咳，養陰生津，還有抗腫瘤作用，尤其是乳腺癌；南杏性平味甘，功能潤肺止咳，對肺虛久咳者佳；豬瘦肉性平味甘鹹，能滋陰潤燥，補血。本湯具滋陰潤燥，益胃生津功效。

【北蓍補氣湯（2人量）】

材料：北蓍20克、黨參30克、百合30克、大棗5枚（去核）、蓮藕300克。

製法：將材料洗淨，把蓮藕切塊，加清水10碗，用猛火煲滾後，改用細火煲2小時，調味即可。

功效：北蓍（黃蓍）性微溫味甘，能補氣升陽，固表止汗，托瘡生肌，利水退腫；黨參性平味甘，能補中益氣，健脾益肺；百合性微寒味甘，能潤肺止咳，寧心安神；大棗性平味甘，能補脾胃，養營安神，緩和藥性；蓮藕熟者性溫味甘，能補益脾胃，止瀉，益血。本湯具補氣益血，養營安神功效。

【浙貝散結湯（1人量）】

材料：浙貝10克、海帶30克、黑木耳10克、陳皮2角。

製法：將材料洗淨，浸發黑木耳，除去未開發部份，加清水6碗，煲約個半小時，調味即可飲用。

功效：浙貝性寒味苦，能清熱化痰，開鬱散結；海帶性寒味鹹，能清熱生津，軟堅化痰，清熱利水；黑木耳（雲耳）性平味甘，能滋陰潤肺養胃，涼血止血。陳皮性溫味辛苦，能理氣健脾，燥濕化痰，降逆止嘔。本湯具清熱化痰，潤肺養胃功效。

【苦瓜清熱湯（2人量）】

材料：涼瓜1個、雞胸肉200克、香菇60克。

製法：將材料洗淨，把苦瓜連瓤切件，雞肉氽水，浸發香菇，加清水10碗，用猛火煲滾後，改用細火煲2小時，調味即成。

功效：苦瓜性寒味苦，能清熱解暑，明目，解毒；雞肉性溫味甘，能溫中補脾，益氣養血，補腎益精，清虛熱；香菇性平味甘，能補脾胃，益氣，托痘毒，香菇含香蕈多糖，有一定的提高免疫作用和抗癌作用。此湯具清熱解毒，益氣養血功效。

穴位按摩

【關元穴（任脈）】

定位：仰臥位，在下腹部，前正中線上，當臍下3寸。

方法：以食指及中指放於關元穴按壓1至2分鐘，每天2至3次。

功效：培補元氣，益腎固本；有強壯作用，能加強免疫功能，為保健要穴。

主治：遺尿、遺精、小便頻數、疝氣、月經不調、帶下、不孕、產後惡露不絕、盆腔炎等。

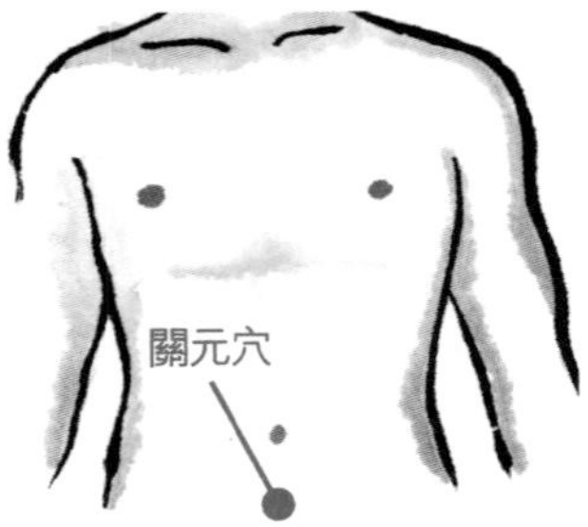

【日月穴（膽經）】

定位：在上腹部，乳頭直下，第7肋間隙，前正中線旁開4寸。

方法：以手掌大魚際上下摩擦日月穴1至2分鐘，每天2至3次。

功效：疏肝利膽，健脾降逆。

主治：嘔吐、胃痛、吞酸、呃逆、脇肋疼痛、腹脹。

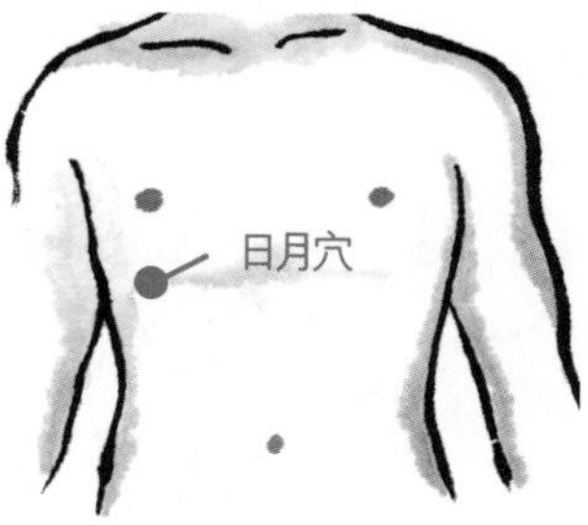

【曲池穴（大腸經）】

定位：屈肘成直角，在肘彎橫紋盡頭筋骨間凹陷處。

方法：以拇指指腹按壓曲池穴1至2分鐘，每天2至3次。

功效：清熱疏風，消腫止癢。

主治：咽喉腫痛、齒痛、目赤痛、發熱、高血壓、甲狀腺腫大、蕁麻疹。

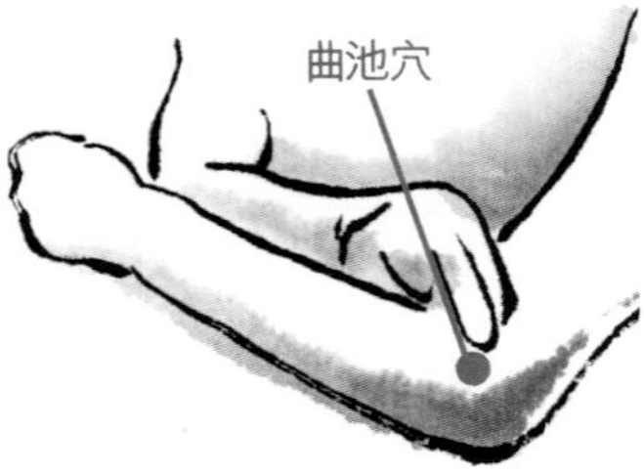

【三陰交穴（脾經）】

定位：在小腿內側，足內踝尖直上3寸，脛骨內側緣後方。

方法：以拇指指腹按壓三陰交穴1至2分鐘，每天2至3次。

功效：健脾益氣，調補肝腎。

主治：腹脹、腸鳴、泄瀉、便秘、消化不良、月經不調、遺尿、尿頻。

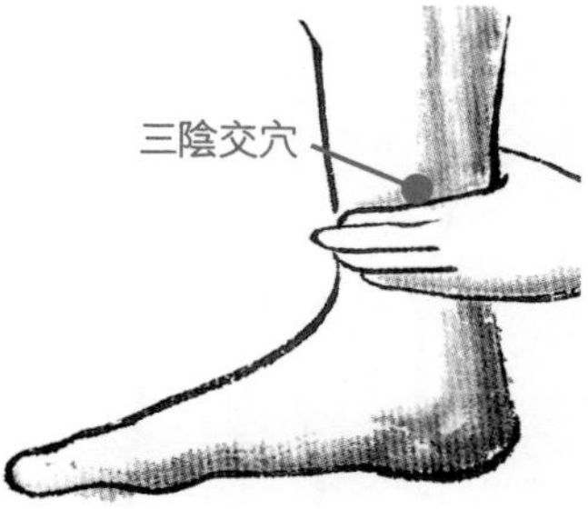

【血海穴（脾經）】

定位：正坐屈膝，在大腿內側，髕底內側端上2寸。

方法：以拇指指腹按壓血海穴1至2分鐘，每天2至3次。

功效：健脾化濕，調經統血。

主治：月經不調、痛經、貧血、崩漏、皮膚瘙癢、下肢內側及膝關節疼痛。

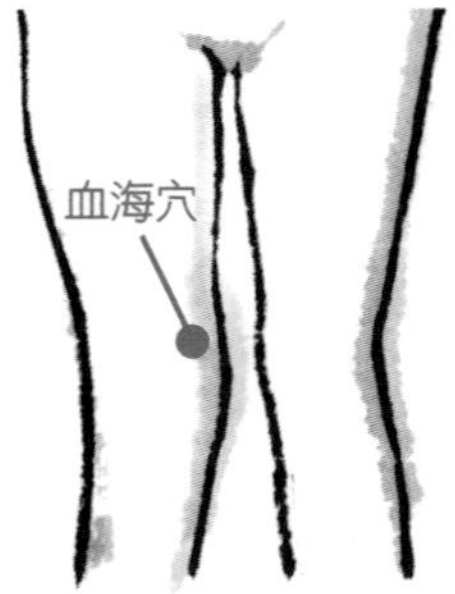

【太溪穴（腎經）】

定位：坐位平放足底，在足內踝尖與跟腱間的凹陷處。

方法：以拇指指腹按壓太溪穴1至2分鐘，每天2至3次。

功效：益腎納氣，健脾補肺。

主治：腎炎、膀胱炎、遺尿、月經不調、下肢癱瘓。

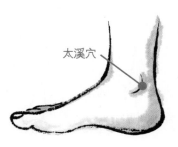

【氣海穴（任脈）】

定位：仰臥位。在下腹部，正中線上，臍中下寸半。

方法：以食指及中指指腹按壓氣海穴1至2分鐘，每天2至3次。

功效：益氣助陽，調經固精。本穴有強壯作用，為保健要穴。

主治：腹痛、泄瀉、便秘、遺尿、遺精、月經不調，虛脱等。

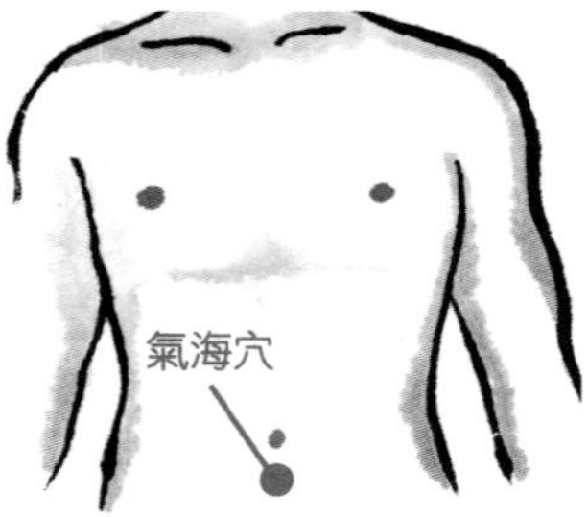

【豐隆穴（胃經）】

定位：在小腿前外側，外膝眼與外踝尖連線的中點。

方法：用拇指指腹按壓豐隆穴1至2分鐘，每天2至3次。

功效：利水消腫，祛痰濕。

主治：痰嗽、肢腫、便秘、癲癇、頭痛、下肢痿痹。

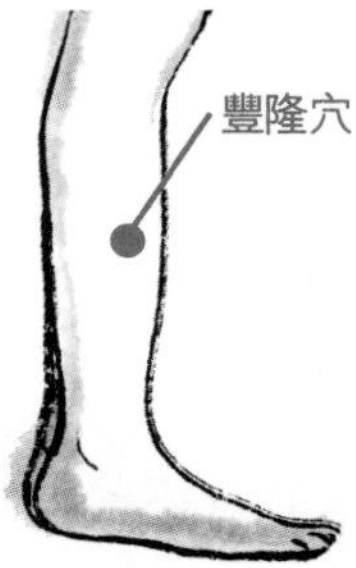

【主要參考文獻】

John Heinerman: Heinerman's encyclopedia of fruits, vegetables and herbs, Parker Publishing, 14th edition, September 1, 1988.

John Heinerman: Heinerman's encyclopedia of fruits and vegetables (revised and expanded), Prentice Hall Press, Revised edition, August 18, 1995.

印會河主編：《中醫基礎理論》，上海科學技術出版社，一九九五。

張伯臾主編：《中醫內科學》，上海科學技術出版社，一九九五。

王玉川主編：《中醫養生學》，上海科學技術出版社，一九九九。

高學敏主編：《中藥學》，中國中醫藥出版社，二〇〇七。

王煥華、倪慧珠編著：《中國傳統飲食宜忌全書》，江蘇科學技術出版社，二〇〇八。

丁兆平著：《中藥傳奇》，山東畫報出版社，二〇一一。

張金堅：〈談百年來人類癌症治療發展史〉，《台灣醫界》，Vol. 56, No. 2, 二〇一三。

何裕民編著：《生了癌，怎麼辦》，上海科學技術出版社，二〇一三。

程劍華教授主講：中醫腫瘤學，香港大學專業進修學院之中醫學深造證書（腫瘤學）課程資料，二〇一三至二〇一四。

鄧中甲主編：《方劑學》，中國中醫藥出版社，二〇一五。

理查德 • 貝利沃、丹尼斯 • 金格拉斯著，南京、于蘭譯，《抗癌食物百科》，電子工業出版社，二〇一七。

www.cosmosbooks.com.hk

書　　名　排清毒素！防癌第一步
作　　者　崔紹漢
責任編輯　王穎嫻
美術編輯　郭志民
出　　版　天地圖書有限公司
香港皇后大道東109-115號
智群商業中心15樓
電話：2528 3671　傳真：2865 2609
香港灣仔莊士敦道30號地庫／1樓（門市部）
電話：2865 0708　傳真：2861 1541
印　　刷　亨泰印刷有限公司
柴灣利眾街德景工業大廈10字樓
電話：2896 3687　傳真：2558 1902
發　　行　香港聯合書刊物流有限公司
香港新界大埔汀麗路36號中華商務印刷大廈3字樓
電話：2150 2100　傳真：2407 3062
出版日期　2019年7月／初版・香港

ISBN 978-988-8548-00-2

體質與身體狀況因人而異，本書提及之方藥及治療方法，並不一定適合每一個人。
讀者如有疑問，宜諮詢註冊中醫師。